GOLDMANN

Buch

Die Original Bach-Blütentherapie, von dem englischen Arzt Edward Bach entwickelt, hat sich im deutschsprachigen Raum als ganzheitliche Methode der Präventivmedizin (im Sinne seelischer Gesundheitsvorsorge) bewährt. Mit der zunehmenden Popularisierung der Methode wächst auch das Informationsbedürfnis, und es entstehen zwangsläufig Mißverständnisse über Zielsetzung und Anwendung der Bach-Blütentherapie. Tausende Interessierte und Ratsuchende wenden sich seit über zehn Jahren mit ihren Fragen an die Büros des Bach Centre in Deutschland, Österreich und der Schweiz. Mechthild Scheffer hat hier erstmals die rund 250 häufigsten Fragen zusammengestellt, die die Anwender im Umgang mit der Bach-Blütentherapie heute haben, und sie aufgrund ihrer 20jährigen Praxis kommentiert.

Autorin

Mechthild Scheffer verfügt vermutlich über die längste Erfahrung mit der Bach-Blütentherapie im deutschsprachigen Raum. Über 15 Jahre setzte sie die Original Bach-Blütentherapie als fast ausschließliche Therapie (neben der klassischen Homöopathie) in eigener Naturheilpraxis ein. Seit 1981 ist sie die offizielle Repräsentantin und Lehrbeauftragte des Dr. Edward Bach Centre in England für alle deutschsprachigen Länder. Sie leitet das Fortbildungsprogramm des Bach Centre für Fachleute und Laien, die »Original Bach-Blütenseminare«, und vertritt die Bachsche Idee auch international in Vorträgen und Seminaren.

MECHTHILD SCHEFFER

Die praktische Anwendung der Original Bach-Blütentherapie

in Fragen und Antworten

Illustrationen von Detlef Kersten

GOLDMANN VERLAG

Originalausgabe

Dieser Band ist bereits als
Goldmann Taschenbuch Nr. 13701 erschienen

Umwelthinweis:
Alle bedruckten Materialien dieses Taschenbuches
sind chlorfrei und umweltschonend.

Der Goldmann Verlag
ist ein Unternehmen der Verlagsgruppe Bertelsmann

Umschlaggestaltung: Design Team München
Satz: DTP Bernd Walser
Druck: Presse-Druck, Augsburg
Verlagsnummer: 13793
Ba · Herstellung: bw/sc
Made in Germany
ISBN 3-442-13793-4

1 3 5 7 9 10 8 6 4 2

Inhalt

Vorwort

»Sollen Kleinkinder von einer Bach-Blütenmischung auch viermal vier Tropfen täglich nehmen?« – »Ich möchte *Crab Apple* einnehmen, aber Violett ist nicht meine Farbe!« – »Ich habe gelesen, man könnte auch Wein als Konservierungsmittel für die Einnahmeflasche nehmen ...«
Diese und ähnliche Fragen werden auf Vorträgen und Seminaren immer wieder an mich gestellt. Über 150 telefonische und schriftliche Anfragen gehen täglich in den Büros der deutschsprachigen Bach Centren ein. An dieser Stelle möchte ich allen danken, die durch ihr vielfältiges Interesse an der Bach-Blütentherapie dazu beitragen, das Werk von Bach zu konsolidieren und wachsen zu lassen. Durch Ihre Fragen konnte dieses Buch entstehen. Mein Dank gilt aber auch den Mitarbeiterinnen und Mitarbeitern des Dr. Edward Bach Centre in Hamburg, Zürich und Wien, die diese Fragen seit Jahren mit viel Sorgfalt und Geduld persönlich beantworten.
Die zunehmende Popularität der Bach-Blütentherapie setzt naturgemäß auch eine Flut von »Marktreaktionen« in Gang. In den letzten Jahren erschienen allein in deutscher Sprache etwa 30 Bücher zu diesem Thema. Weltweit wurden

einige tausend Blütenessenzen kreiert, die teils über teils unter dem Ladentisch feilgeboten werden. Wer sich heute für die Bach-Blüten zu interessieren beginnt, ist von der Fülle des Angebotenen überwältigt und verwirrt. Allem Anschein nach ist die Bach-Blütentherapie in ihre Sturm- und Drangjahre gekommen, und man muß befürchten, daß Bachs Grundprinzipien sozusagen im *Vervain*-Übereifer über den Haufen gerannt werden. Die Aufrechterhaltung der Grundprinzipien ist jedoch unabdingbar, wenn eine Therapie überleben und *gesund* weiterwachsen soll. Schon Samuel Hahnemann sagte zu seinen Schülern: »Macht's nach, aber macht's genau nach!«

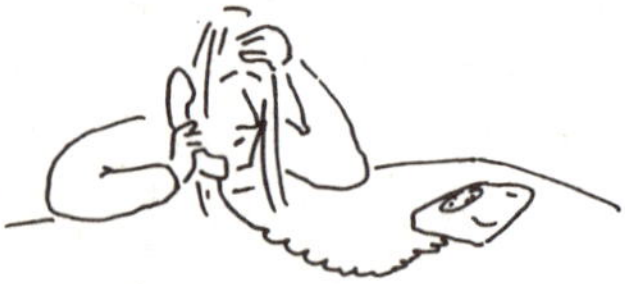

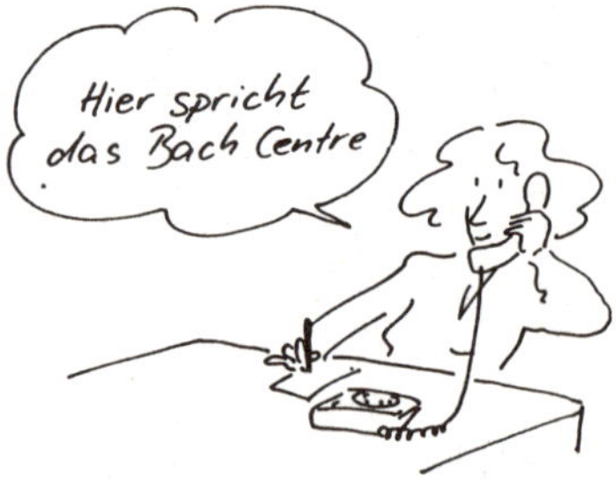

Vielleicht liegt es nicht jedem, Lehrbücher zu studieren, wenn eine praktische Frage im Zusammenhang mit der Bach-Blütentherapie auftaucht. Deshalb haben wir uns entschlossen, die am häufigsten geäußerten Fragen aus Vorträgen, Seminaren, Telefonaten und Briefen in übersichtlicher Form zusammenzustellen und sie so einfach, klar und praxisnah wie möglich zu beantworten. Dabei wurde das Material so modifiziert, daß die Anonymität der Fragesteller gewahrt bleibt.

Die wichtigsten Kernsätze zum Verständnis der einzelnen Themenbereiche sind darüber hinaus in Form von kompakten Übersichten dargestellt. Jeder, der diesen grundlegenden Hinweisen beim Umgang mit den Bach-Blüten folgt, wird auch in Zukunft durch die Original Bach-Blütentherapie viel Positives erfahren können.
Edward Bach schrieb: »Laßt Euch nicht durch die Einfachheit der Methode von ihrem Gebrauch abhalten, denn je weiter Eure Forschungen voranschreiten, um so mehr wird sich Euch die Einfachheit aller Schöpfungen erschließen.«
So gehe ich davon aus, daß dieses kleine Nachschlagewerk zur Klärung etwaiger Mißverständnisse und zur richtigen Anwendung der *happy fellows of the plant world* beitragen wird.
In Detlef Kerstens heiteren Bildszenen vom Umgang mit den Bach-Blüten werden Sie vielleicht eigene Gehversuche wiedererkennen. Ihre Frage ist nicht dabei? Dann schreiben Sie uns bitte ...

Hamburg, im Januar 1993 *Mechthild Scheffer*

I

Die richtige Mischung finden und zubereiten

1. Auswahl der geeigneten Bach-Blüten

In diesem Kapitel erfahren Sie ...

... wie Sie die richtigen Bach-Blüten für sich selbst finden.

... welche Hilfsmittel Ihnen die Auswahl der Bach-Blüten erleichtern.

... wie Sie Sicherheit im Umgang mit den Bach-Blüten gewinnen können.

Ich fange gerade an, mich mit den Bach-Blüten zu beschäftigen. Nach der Beschreibung der einzelnen Blüten habe ich das Gefühl, eigentlich alle 38 zu benötigen. Was soll ich tun?

So wie Ihnen geht es vielen Menschen, wenn sie sich zum ersten Mal mit den Blüten auseinandersetzen. Das ist deshalb nicht weiter verwunderlich – da es sich um archetypische menschliche Seelenzustände handelt, also um Gemütsstimmungen, die zum seelischen Erleben der gesamten Menschheit gehören. Deshalb erscheinen einem natürlich alle 38 Zustände vertraut, einige mehr, andere eher weniger.

Wenn man sich allerdings klarmacht, daß die Bach-Blütentherapie immer beim **akuten** negativen Gefühlszustand ansetzt, leuchtet ein, daß man nie alle 38 Zustände gleichzeitig akut erlebt. Der entscheidende Faktor für den Erfolg der

Selbstbehandlung ist die sorgfältige Auswahl derjenigen Blüten, die auf den eigenen Seelenzustand aktuell zutreffen. Da es oft schwierig ist, das eigene Befinden präzise zu diagnostizieren, empfiehlt es sich unter Umständen, sich hierüber mit anderen auszutauschen. Man sollte sich aber überlegen, ob die Beurteilung von nahestehenden Menschen – meist selbst an dem Problem beteiligt – ausreichend objektiv ist, oder ob man besser den Rat eines erfahrenen neutralen Behandlers suchen sollte.

Eignen sich die Bach-Blüten überhaupt zur Selbstbehandlung?

Grundsätzlich ist diese Frage zu bejahen. Dr. Bach schuf mit seinen Blütenkonzentraten ein System, das sich auch zur Selbsthilfe eignet. Es war sogar sein großer Wunsch, daß die Blüten möglichst vielen Menschen helfen sollten, im besten Sinne einer »Volksmedizin«. Bachs wichtigste philosophische Schrift trägt nicht umsonst den Titel »Heile dich selbst«. Die Entwicklung der eigenen positiven Seelenpotentiale und die Wiedererweckung der Selbstheilkräfte, in Bachs Worten »die Rückverbindung zum Höheren Selbst«, sind wichtigstes Ziel der Bach-Blütentherapie.
Man sollte aber genau abwägen, in welchen Fällen Selbstbehandlung sinnvoll ist. Hier gilt die Regel: Behandeln akuter Zustände ist häufig möglich und sinnvoll; bei chronischen Problemen, deren Ursprung oft weit in die Vergangenheit reicht, sollte man besser einen gut ausgebildeten Bach-Blütenbehandler zu Rate ziehen.

Wie findet man die richtigen Bach-Blüten für sich selbst heraus?

Wenn man für sich selbst eine Blütenauswahl treffen möchte, geht man davon aus, wie man sich **momentan** fühlt.

Man stellt sich also die Frage, welche Gefühlszustände **jetzt gerade** vorherrschen. Dabei geht es um die akuten negativen Zustände, nur diese sind entscheidend für die Wahl der Blüten. Erfahrungsgemäß ist es häufig schwierig, die wesentlichen Komponenten des eigenen Befindens präzise zu erfassen. Vermutlich wird man am Anfang sehr viele Bach-Blüten in Erwägung ziehen. Um die Auswahl auf die tatsächlich benötigten Blüten zu reduzieren, sollte man sich noch einmal mit den ausführlichen Beschreibungen der betreffenden negativen Seelenzustände beschäftigen und dabei sorgfältig prüfen, was davon auf die **aktuelle** Gefühlslage zutrifft. Am Anfang kann es auch hilfreich sein, den Diagnosefragebogen einzusetzen, um die Auswahl zu erleichtern. Mit zunehmender Einnahmeerfahrung sollte es gelingen, Sicherheit beim Erkennen der geeigneten Blüten zu gewinnen.

Wofür Bach-Blütentherapie?

- zur Charakterentfaltung und Persönlichkeitsentwicklung
- als seelische Gesundheitsvorsorge, zur Vorbeugung gegen seelische und körperliche Krankheiten
- zur Unterstützung der Heilung seelischer und körperlicher Krankheiten

Kann man bei der Wahl der Blüten als Anfänger große Fehler machen?

Da die Original Bach-Blütenkonzentrate völlig unschädlich und frei von Nebenwirkungen sind, kann man im Prinzip keine »schwerwiegenden« Fehler machen.
Wählt man unpassende Blüten aus, so zeigt diese Mischung einfach keine Wirkung, sie »greift« nicht, weil die ausgewählten negativen Seelenkonzepte nicht der akuten Situation entsprechen und somit auf Energieebene kein Kontakt zustande kommt.

Wie gewinnt man Sicherheit im Umgang mit den Bach-Blüten?

Wer noch keine Erfahrung mit der Bach-Blütentherapie gemacht hat, sollte sich zunächst mittels eines einführenden Buches mit den Bach-Blüten und den zugrundeliegenden Seelenkonzepten vertraut machen (Literaturempfehlungen siehe Anhang). Es ist sinnvoll, sich die Beschreibungen der einzelnen Blüten wieder und wieder vorzunehmen und zu überlegen, welche Personen im Familien- und Freundeskreis einem zu den verschiedenen Blüten einfallen.
Mit der Zeit wird man beobachten können, wie sich die eigene Wahrnehmung zu schärfen beginnt. Man kann dies zusätzlich trainieren, indem man die 38 Gemütszustände im Alltag zu erkennen sucht, zum Beispiel beim Warten im Restaurant oder in der überfüllten U-Bahn. So läßt sich fast auf spielerische Weise die Kenntnis der Bach-Blütenkonzepte vertiefen.

Wie finde ich die richtigen Blüten für meine Probleme, die mich schon seit der frühen Kindheit begleiten, z. B. Abneigung gegen Wildgeschmack und die Angst vor »Respektpersonen«?

Bei seelischen Beschwerden, die über einen längeren Zeitraum bestehen oder periodisch wiederkehren, spricht der Behandler von **chronischen Zuständen**. Die Selbstdiagnose reicht bei der Behandlung eigener chronischer Zustände in der Regel nicht aus, da hier meist eine Reihe miteinander verbundener, tiefverwurzelter und oft unbewußter seelischer Ursachen beteiligt sind, die sich der Selbstwahrnehmung entziehen. Solche chronischen negativen seelischen Verhaltensmuster, häufig bereits in der Kindheit angelegt, müssen dem Betreffenden zunächst Schritt für Schritt bewußt werden und lassen sich nur unter fachkundiger Begleitung allmählich auflösen. Die von Ihnen geschilderten Probleme, die Sie mit den Bach-Blüten bearbeiten möchten, sind sehr wahrscheinlich chronischer Natur. Deshalb sollten Sie das Beratungsgespräch mit einem in der Bach-Blütentherapie erfahrenen Arzt oder Heilpraktiker suchen. Im Gespräch wird der Behandler mit Ihnen klären, welche Blütenkonzepte Ihrem Problem zugrunde liegen. Wichtig ist in solchen Fällen aber auch, daß die weitere Einnahme der Blütenmischung therapeutisch begleitet wird. Sie sollten dem Behandler Ihre Reaktionen schildern können. Wenn sich Ihr seelisches Befinden ändert, kann er darauf eingehen und die Blütenmischung entsprechend anpassen. Im allgemeinen hat sich bewährt, daß sich die Betroffenen während einer Bach-Blütentherapie selbst mit den Konzepten der ihnen verordneten Blüten beschäftigen, da dieses den Bewußtwerdungsprozeß und damit die Selbstheilung unterstützt.

Wie viele Bach-Blüten sollte man in einer Mischung verwenden, gibt es eine Ober- bzw. eine Untergrenze bezüglich der Anzahl?

Hier läßt sich heute keine allgemeingültige Aussage treffen, vielmehr muß von Fall zu Fall entschieden werden. Zu Beginn einer Bach-Blütentherapie kann es beispielsweise vorkommen, daß man mit der üblicherweise als Richtwert angegebenen Anzahl von fünf bis sieben Blüten nicht auskommt. Auch wenn man sich als Anfänger im Falle der einen oder anderen Blüte nicht ganz sicher ist, sollte man besser beide Blüten in die Mischung nehmen, anstatt eine vielleicht wichtige Blüte wegzulassen und somit womöglich die Wirkung der ganzen Mischung in Frage zu stellen. Unzutreffend ausgewählte Blüten zeigen in der Mischung keine Wirkung. Andererseits ist davon abzuraten, nach dem Motto »viel hilft viel« eine unnötig hohe Anzahl von Blüten auszuwählen. Erfahrungsgemäß reduziert sich die Anzahl der benötigten Bach-Blüten im Laufe der Therapie.

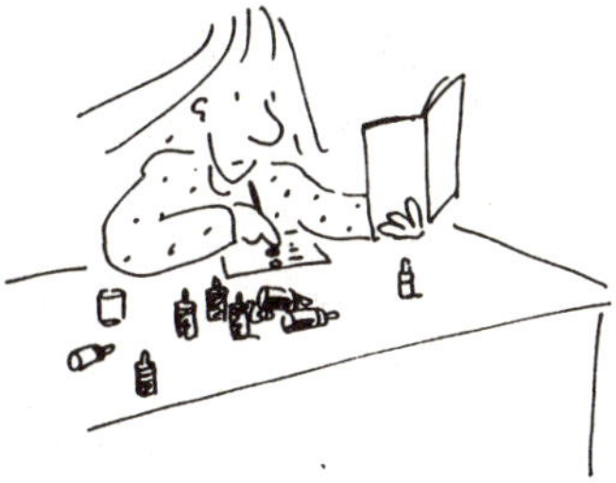

Wieviel Erfahrung braucht man, um die Bach-Blüten richtig auswählen zu können?

Diese Frage kann man nicht pauschal beantworten, denn jeder, der sich mit den Bach-Blüten zu beschäftigen beginnt, geht nur von seiner individuellen seelischen Entwicklungsstufe aus. Intuition, Beobachtungsgabe, Unterscheidungskraft, Einfühlungsvermögen – dies alles sind Fähigkeiten, die bei den einzelnen Menschen unterschiedlich entwickelt sind. Manch einer erfaßt die archetypischen Seelenkonzepte intuitiv und treffsicher, andere brauchen länger, um die einzelnen Seelenzustände unterscheiden zu lernen. Die Erfahrung hat gezeigt, daß man sich einige Blüten rasch einprägen kann, während man bei anderen lange unsicher bleibt oder zu Verwechslungen neigt. Das sind in der Regel Hinweise auf Seelenkonzepte, die der betreffenden Persönlichkeit unbewußt sind, bzw. Konzepte, mit denen der Betroffene selbst Schwierigkeiten hat. Wenn Sie also eine bestimmte Blüte immer wieder »vergessen« oder verwechseln, mag es lohnen, sich das betreffende Seelenkonzept genauer zu betrachten.

Wenn man sich mit den Beschreibungen der 38 Blüten immer wieder auseinandersetzt und sich bemüht, diese Zustände auch im Alltagsgeschehen bei sich und anderen zu erkennen, wird man rasch Fortschritte machen. Neben der Beschäftigung mit der Fachliteratur kann es auch sehr hilfreich sein, ein Seminar zu besuchen, um sich mit anderen Interessierten auszutauschen.

Lassen sich alle 38 Bach-Blüten untereinander kombinieren, oder gibt es einige, die sich nicht »vertragen« bzw. sogar in ihrer Wirkung gegenseitig aufheben? Ich denke dabei z. B. an die Blüten Water Violet und Vervain.

Das System der Bach-Blüten ist in sich harmonisch, alle Essenzen lassen sich miteinander kombinieren. Selbst Blüten, die für scheinbar gegensätzliche Gemütszustände geeignet sind, können zusammen in einer Einnahmemischung

So finde ich die passende Bach-Blütenkombination

	für mich selbst	für meine Familie
in akuten seelischen Krisensituationen	Bücher zum Thema lesen Selbstbeobachtung Fragebogen Gespräche mit Menschen, die mich gut kennen	Voraussetzungen: – persönliche Einnahmeerfahrung mit den Bach-Blüten – gute Kenntnis der Bach-Blütenkonzentrate – gute Kenntnis der Person Gespräch führen und dabei beobachten: wie reagiert der andere, was sagt er, was meint er wirklich?
bei schon lange bestehenden (chronischen) Negativ-Gefühlen	im Gespräch mit einem erfahrenen Berater oder Behandler	eventuell Fragebogen ausfüllen lassen in Zusammenarbeit mit einem erfahrenen Behandler

verwendet werden. Solche auf den ersten Blick »widersprüchlichen« Zustände kommen sogar häufig vor. Auch die genannten Blüten können durchaus gleichzeitig angezeigt sein, etwa bei einem Menschen, der sich im Berufsleben nicht mitteilen möchte und daher kaum Kontakte findet *(Water Violet)*, im Privatkreis dagegen übereifrig bemüht ist, alle anderen für seine Ideen zu begeistern *(Vervain)*.

Wenn alle Bach-Blüten miteinander harmonisieren und zusammen sämtliche negativen Gefühlszustände des Menschen erfassen, warum nimmt man dann nicht einfach alle 38 Blüten auf einmal? So könnte man doch sichergehen, daß die richtigen Blüten dabei sind.

Die Schlußfolgerung erscheint zunächst logisch. Dr. Bach selbst hat mit einem solchen Kombinationspräparat experimentiert, allerdings ohne zufriedenstellenden Erfolg.
Die Erklärung liegt vermutlich darin, daß jedes energetische System gleichzeitig nur eine begrenzte Zahl von Impulsen aufnehmen kann. Verwendet man unnötig viele Blüten in einer Mischung, so ist die Wirkung häufig eher unspezifisch; ähnlich, als wenn man auf einem Flügel zu viele Töne gleichzeitig anschlägt. Auch hier kann das Bachsche Prinzip der Einfachheit als Leitgedanke dienen – es gilt den akut vorherrschenden Zustand nach Möglichkeit genau zu umreißen und die Anzahl der Blüten entsprechend anzupassen.

Kann man bei der Diagnose auch von den positiven Qualitäten der Blüten ausgehen, die man gerne bei sich selbst entwickeln würde?

Nein, wenn man sich bei der Auswahl der Bach-Blüten von den eigenen Wunschvorstellungen leiten läßt, wird die Einnahme kaum eine Wirkung zeigen. Die Bach-Blüten können nur wirksam werden, indem sie etwas, das aus dem Gleichgewicht geraten ist, wieder zurück ins Gleichgewicht bringen. Die **negativen** Gemütszustände werden so auf der feinstofflichen Ebene harmonisiert. Das bedeutet, daß man bei der Diagnose immer von den disharmonischen Zuständen ausgehen muß. Die Blütenenergie kann nur dort ausgleichend wirken, wo zuvor ein Ungleichgewicht herrschte.

Kann man die Bach-Blüten auch vorbeugend nehmen, d. h. Holly, um Ärger zu vermeiden, Impatiens, um nicht ungeduldig zu werden usw.?

Nein, die Blütenkonzentrate wirken erst dann, wenn der jeweilige negative Zustand sich zu manifestieren beginnt. Eine vorbeugende Einnahme wird keine Wirkung zeigen, da ja der Seelenzustand noch im Gleichgewicht ist.

Muß man sich bei der Diagnose ausschließlich an der aktuellen Situation orientieren, oder kann man auf »Typmittel« zurückgreifen?

Der Ausdruck »Typmittel«, den man mitunter in der Literatur antrifft, ist teilweise mißverständlich; Bach hat ihn besonders zu Beginn seiner Forschungen verwendet. Wenn man die Bach-Blüten für eine Einnahmemischung zusammenstellt, muß man immer danach fragen, welche negativen Gefühlsverhalten **momentan** vorherrschen. Nimmt man die Bach-Blüten über einen längeren Zeitraum, müssen die Einnahmemischungen jeweils dem akuten Befinden angepaßt werden. Hat sich ein Zustand aufgelöst, wird die betreffende Blüte in der Folgemischung weggelassen. Dabei wird man mit der Zeit feststellen, daß man bestimmte Blüten häufiger benötigt als andere – das sind Seelenzustände und damit Blüten, die für die betreffende Persönlichkeit charakteristisch sind. Diese »Charakter-Blüten« sind aber nur dann angezeigt, wenn der jeweilige negative Zustand auch wieder **akut** ist. Es ist nicht sehr sinnvoll, solche Blüten aufs Geratewohl in eine Mischung aufzunehmen.

Kann eine falsche Blütenmischung seelische Blockaden verstärken?

Eine solche Wirkung ist ausgeschlossen. Eine unzutreffend gewählte Blüte oder Blütenmischung zeigt beim Einnehmenden keinerlei Wirkung. Dieses leuchtet ein, denn die energetische Schwingung der betreffenden Blüte, die den korrespondierenden seelischen Negativzustand harmonisieren soll, stößt auf keinerlei Resonanz, wenn in dem betreffenden Bereich keine akute Disharmonie besteht. Die Blüte oder Blütenmischung »greift« daher nicht. Das heißt, die bestehenden seelischen Disharmonien werden von den falsch gewählten Blüten überhaupt nicht beeinflußt, weder in positiver noch in negativer Hinsicht.

Kann eigentlich jeder lernen, wie man die richtigen Bach-Blüten herausfindet?

Im Prinzip kann jeder die Auswahl der geeigneten Bach-Blütenkonzentrate erlernen. Dies gilt mit wenigen Einschränkungen für die Selbstbehandlung und die Bereitung von Blütenkombinationen für den vertrauten Familien- und Freundeskreis in **akuten** Situationen wie zum Beispiel bei Schulproblemen, Familienstreitigkeiten oder Ärger am Arbeitsplatz.

Von der Behandlung fremder Personen (Fremdbehandlung) ist jedoch ausdrücklich abzuraten. Soll eine Bach-Blütentherapie Erfolg zeigen, ist es wichtig, daß der Behandler eine einschlägige Ausbildung hat. Manch einer, der die positive Wirkung der Bach-Blüten bei sich selbst verspürt hat, möchte am liebsten sofort »der ganzen Welt« damit zu Hilfe eilen. Um anderen Menschen wirklich qualifiziert helfen zu können, braucht man jedoch mehr als bloße Begeisterung. Dazu gehören neben einer überdurchschnittlichen Intuitions- und Beobachtungsgabe sowie Einfühlungsvermögen auch die Fähigkeit zur kritischen Distanz, viel Erfahrung und eine fundierte Gesprächstechnik. Nicht einmal alle professionellen Helfer verfügen in ausreichendem Maße über diese Qualifikationen. Man sollte daher auch bei der Auswahl eines geeigneten Behandlers sehr kritisch sein.

Ich habe an einem Tag zwei Behandler aufgesucht, die mir Bach-Blüten verordnet haben. Bei den Mischungen stimmen einige Blüten überein, andere nicht. Welche Mischung ist nun die richtige – müßten die Behandler nicht zu demselben Ergebnis gekommen sein?

Wenn beide Behandler etwa gleich qualifiziert sind, sind wahrscheinlich beide Diagnosen richtig. Jede Diagnose ist ein lebendiger Prozeß zwischen zwei Individuen, wobei der Diagnostizierende seiner Persönlichkeit und seinem Erfahrungsspektrum gemäß wahrscheinlich die Problemschwerpunkte des Patienten unterschiedlich wahrnimmt. Da die Gemütsverfassungen eines jeden Menschen vielschichtig sind, kann die Diagnose zu ein und demselben Zeitpunkt durchaus verschieden ausfallen. Keine der Diagnosen wäre falsch, sie setzen möglicherweise nur an verschiedenen Aspekten der Persönlichkeit an. Man sollte sich aber als Patient nur von einem Behandler zur selben Zeit behandeln lassen. Andernfalls kommen zu viele Impulse gleichzeitig in das energetische Geschehen, so daß sich Entwicklungsschritte nur schwer anbahnen können.

Viele Menschen haben doch ähnliche Probleme, wäre es da nicht hilfreich, wenn man in bestimmten Situationen auf ein paar erprobte Blütenmischungen zurückgreifen könnte?

Es gibt nur ein einziges, weltweit wirksames Kombinationspräparat: das von Dr. Bach selbst zusammengestellte *Rescue*, die Notfall- oder Erste-Hilfe-Tropfen. Diese Mischung aus fünf Blütenkonzentraten hat sich bewährt, weil die Reaktion von Menschen in Notfallsituationen offensichtlich ebenfalls archetypischen Charakter hat. In einer Unfallsituation werden sich die Reaktionen zweier Menschen – beispielsweise eines englischen Mädchens und eines indischen Greises – auf der seelisch-feinstofflichen Ebene kaum unterscheiden.

Versuche mit weiteren Kombinationen, etwa einer »Einschulungs-Mischung«, waren nur teilweise erfolgreich. Hier sind die individuellen seelischen Erlebnishintergründe meistens sehr verschieden, weshalb die Blütenmischungen auch individuell zusammengestellt werden müssen. Während ein Kind beispielsweise nicht zur Schule gehen mag, weil es Angst vor den Mitschülern hat *(Mimulus)*, verspürt ein anderes Kind Heimweh *(Honeysuckle)*, ein drittes dagegen mag sich nicht von seinem geliebten Kaninchen trennen *(Red Chestnut)*.

Wie dieses Beispiel zeigt, können Standardmischungen die individuelle seelische Reaktionsweise in einer Situation immer nur unzureichend erfassen. Außerdem wird durch die sorgfältige Auswahl und Beschäftigung mit den einzelnen Seelenkonzepten der Heilungsprozeß im Sinne des Bachschen Prinzips *Heal Thyself* unterstützt, was bei »Fertigmischungen« sicher nicht der Fall wäre.

Es gibt einen »Fragebogen zur Selbstbestimmung der Bach-Blütenkombination« – wie kann man diesen zur Diagnose einsetzen?

Der Fragebogen ist in einer ausführlichen Fassung (152 Fragen) und einer Kompaktversion (56 Fragen) erhältlich. Der Kompaktfragebogen ist besonders für die Selbstbehandlung geeignet, da die Auswertung hier einfacher ist. Der Fragebogen bietet eine gute Einstiegshilfe in die Bach-Blütentherapie. Die Fragen beziehen sich auf das eigene **momentane** gefühlsmäßige Befinden und sollten **spontan** beantwortet werden. Die Auswertung der Antworten ergibt die Blütenkombination, die aktuell eingenommen werden sollte. Es empfiehlt sich, nach der Auswahl die Beschreibungen der ermittelten Blüten noch einmal genau zu studieren, um zu prüfen, ob diese auch wirklich der **akuten** seelischen Situation entsprechen. Der Fragebogen ist kein Ersatz für das Gespräch mit einem erfahrenen Behandler, aber eine wertvolle Hilfe bei der Selbstdiagnose, gerade für Anfänger.

Ich habe gehört, daß manche die Bach-Blütenkombination ermitteln, indem sie die Konzentratfläschchen einfach »blind« greifen. Ist dies Verfahren ernst zu nehmen, und wie funktioniert es?

Diese Diagnosemethode – auch als Spontanwahl bezeichnet – gelangt tatsächlich häufig zum Einsatz. Bewährt hat sich dieses Verfahren vor allem bei Kindern bis zum achten oder neunten Lebensjahr, wo eine erstaunliche Treffsicherheit zu beobachten ist. Die Erklärung hierfür liegt vermutlich in der natürlichen sensitiven Wahrnehmungsfähigkeit, die in diesem Alter noch besonders ausgeprägt ist. Die energetischen Impulse der Bach-Blüten teilen sich dem Energiefeld des Kindes mit und stoßen dort auf ein Schwingungsecho,

falls die Blüte gebraucht wird: das Kind greift spontan die Blüten, welche die eigenen momentanen disharmonischen Schwingungen ausgleichen können.
Die Spontanwahl zeigt jedoch bei Erwachsenen nicht immer vergleichbar zuverlässige Ergebnisse. Manche Behandler setzen dieses Verfahren zusätzlich zu der im Gespräch gewonnenen Diagnose ein, um ein Bild des akuten, unbewußten seelischen Zustandes des Patienten zu gewinnen und haben damit gute Erfahrungen gemacht. Es ist jedoch davon abzuraten, sich bei der Auswahl der Bach-Blüten ausschließlich auf diese Methode zu verlassen. Die Spontanwahl ist nur eine Momentaufnahme des aktuellen seelischen Zustandes, der beim Erwachsenen im anschließenden Gespräch abgeklärt werden muß.

Welche Methode ist bei der Auswahl der Blüten vorzuziehen: das Selbststudium, die Beratung durch einen erfahrenen Arzt oder Heilpraktiker, oder das spontane Greifen der Konzentratfläschchen?

Diese Frage läßt sich leider nicht allgemeinverbindlich beantworten. Es kommt immer auf den einzelnen an und auf die Situation, in der er sich befindet. In jedem Fall ist es sinnvoll und bereichernd, sich im Selbststudium mit den seelischen Reaktionsmustern der menschlichen Natur zu beschäftigen, die die Bach-Blüten verkörpern. Auch die Selbstdiagnose ist grundsätzlich möglich, aber nur dann zu empfehlen, wenn akute Negativ-Gefühle und seelische Schwankungen behandelt werden sollen. Geht es um chronische seelische Konflikte, die immer wieder auftreten und oft tief in der Persönlichkeit verwurzelt sind, sollte immer das Gespräch mit einem erfahrenen Behandler gesucht werden. Man ist allzuoft blind gegenüber den Ursachen der eigenen seelischen Blockaden. Zusammen mit einem Fach-

mann kann man erarbeiten, wo die tieferen Gründe der seelischen Fehlhaltungen liegen.
Die Spontanwahl kann eine Anregung sein, ersetzt aber keine Diagnose, da hier keine bewußte Auseinandersetzung mit dem Problem stattfindet.

Wie ich erfahren habe, gibt es inzwischen eine Vielzahl von alternativen Diagnoseverfahren, die zum Teil auch in der Praxis eingesetzt werden, etwa die Diagnose mit dem Pendel, durch Bluttest sowie diverse bioenergetische Meßverfahren. Wie zuverlässig sind solche Methoden eigentlich in der Bach-Blütentherapie?

Edward Bach und seine Nachfolger haben immer wieder deutlich zum Ausdruck gebracht, daß die beste Diagnose im Gespräch gestellt wird, durch Einfühlung und intuitives Erkennen der negativen Gefühlszustände der Betroffenen. In den letzten Jahren sind eine Fülle diagnostischer Erfahrungen mit den verschiedensten Testverfahren ins Gespräch gekommen. Die Ansätze und Ergebnisse differieren enorm, und es scheint, daß der subjektive Faktor – selbst bei scheinbar objektiven Testmethoden – nur schwer auszuschalten ist. Sicher sammeln einzelne Behandler wertvolle Erfahrungen mit solchen Diagnoseverfahren, es haben sich jedoch bisher keine allgemeingültigen Erkenntnisse für die Bach-Blütentherapie aus diesen Versuchen ergeben. Man weiß oft nicht, welche Persönlichkeitsebene auf das Testverfahren reagiert. Das heißt, es bleibt unklar, ob es sich bei den ermittelten Blüten wirklich um akute seelische Zustände handelt, oder ob es allgemeine, aber chronische Probleme des zu Behandelnden sind, die jetzt nicht einer Harmonisierung bedürfen.

Ich habe gehört, daß man die Bach-Blüten auch mit Hilfe von Farbkarten auswählen kann. Ist das eine zuverlässige Methode?

Von der Subtilität ihrer Schwingungen her gesehen, liegt es nahe, die Energiefrequenzen der Bach-Blüten mit denen von Farben, Tönen und Düften in Beziehung bringen zu wollen. Bach selbst hat Zuordnungen seiner Blüten zu Farben versucht und wieder verworfen. Übersehen wird dabei häufig, daß das Erleben von Gefühlen im Zusammenhang mit Farben völlig subjektiv ist und je nach eigener seelischer Entwicklung sehr verschieden. Das fängt bei den unterschiedlichen Farbzuordnungen in der Chakra-Lehre an und hört bei den Bach-Blüten nicht auf.
Im Bach Centre liegen derzeit acht verschiedene, äußerst unterschiedliche Farbzuordnungen zu den Bach-Blüten vor. So wird beispielsweise das »*Chicory*-Gefühl« von einem als grün, vom anderen als blau und vom dritten als gelb erlebt. Somit ist die Objektivität und damit die Treffsicherheit von Farbkarten als Diagnosemethode anzuzweifeln. Abzuraten von dieser und anderen »vorgerasterten« Diagnosemethoden ist aber vor allem deshalb, weil man sich nach anfänglichen Scheinerfolgen auf diese Weise den Zugang zur eigenen Intuition selbst versperrt und damit die direkte persönliche Erfahrung und Weiterentwicklung im Umgang mit den Bach-Blüten erschwert.

Können die Bach-Blüten auch ohne direkten Kontakt, zum Beispiel brieflich, verordnet werden?

Ganz abgesehen von der jeweiligen rechtlichen Lage – in Deutschland ist Ferndiagnose beispielsweise nicht gestattet – bleibt dieses fast immer unbefriedigend. Es geht ja um das genaue Erfassen und Erfühlen des akuten seelischen Zu-

stands, und dazu ist der direkte persönliche Kontakt zwischen Patient und Behandler notwendig.
Es gibt vereinzelt Menschen mit besonders ausgeprägter sensitiver Begabung, die auch über räumliche Entfernung hinweg die Energiefelder anderer Menschen spüren können und intuitiv erfassen, was diesen »fehlt«. Solche Persönlichkeiten mit Heilergabe und Fähigkeiten zur Ferndiagnose sind jedoch Ausnahmen. Gerade in diesen Fällen sollte man kritisch sein – nicht jeder selbsternannte »Heiler« hält, was er verspricht! Man hat sicherlich größere Erfolgschancen, wenn man das Gespräch mit einem erfahrenen Arzt oder Heilpraktiker sucht.

2. Kleine Diagnosehilfe

Die nachfolgende diagnostische Übersicht soll Ihnen bei der Auswahl Ihrer akut benötigten Bach-Blüten helfen. Nehmen Sie sich genügend Zeit für das Lesen der Beschreibungen. Fragen Sie sich selbst, wie Sie auf Ihre jetzige seelische Situation reagieren. Unter den verschiedenen Überschriften sind mehrere negative Gefühlszustände beschrieben, die jeweils dem Seelenkonzept einer Bach-Blüte entsprechen. Wägen Sie genau ab, welche Aussagen auf Ihr jetziges Befinden zutreffen und notieren Sie die Blüten, die in Frage kommen. Wenn Sie Ihre Vorauswahl getroffen haben, sollten Sie in Kapitel IV die Kurzbeschreibungen der Blüten nachlesen. Wahrscheinlich können Sie jetzt die eine oder andere Blüte als nicht zutreffend aussortieren.
Die hier abgedruckte diagnostische Übersicht und die Kurzporträts der Blüten dienen der ersten, groben Orientierung.

Eine detaillierte und differenzierte psychologische Darstellung der einzelnen Seelenkonzepte übersteigt den Rahmen dieses Buches. Die ausführlichste Interpretation aller 38 Bach-Blüten finden Sie in dem Standardwerk »Die Bach-Blütentherapie – Theorie und Praxis«.

Wie reagiere ich seelisch auf meine jetzige Situation ...

... angstvoll?

- Allgemeine Panik:
  ROCK ROSE

- Man hat Angst vor bestimmten definierbaren Dingen oder Situationen, z. B. Hunden, Fahrstühlen usw.:
  MIMULUS

- Man steht enorm unter Druck, kann nicht loslassen, fürchtet durchzudrehen:
  CHERRY PLUM

- Man hat vage, unbestimmbare Ängste, man nimmt Stimmungen auf:
  ASPEN

- Man ängstigt sich um andere, mit denen man sehr verwoben ist:
  RED CHESTNUT

... verunsichert?

- Man vertraut seiner eigenen Meinung nicht und braucht die Bestätigung anderer:
  CERATO

- Man schwankt innerlich hin und her, oft zwischen zwei Möglichkeiten:
  SCLERANTHUS

- Man ist durch erlittene Enttäuschungen skeptisch und pessimistisch geworden:
  GENTIAN

- Man hat keine klare Zielvorstellung für sein Leben und ist dadurch unzufrieden:
  WILD OAT

- Man hat innerlich schon resigniert:
  GORSE

- Man glaubt, den Alltag nicht meistern zu können, weil einem die innere Spannkraft fehlt:
  HORNBEAM

... interesselos?

- Man ist mit seinen Gedanken abwesend, träumerisch:
  CLEMATIS

- Man ist innerlich zu sehr an der Vergangenheit orientiert:
  HONEYSUCKLE

- Man hat sich dem Schicksal ergeben und fordert nichts vom Leben (oft nur unterschwellig):
  WILD ROSE

- Man hat sich geistig und körperlich vollkommen verausgabt und überfordert:
  OLIVE

- Man hat den Kopf voller Gedanken und kann sie nicht abstellen:
  WHITE CHESTNUT

- Man ist wenig aufmerksam gegenüber tieferen Lebenszusammenhängen und lernt kaum aus seinen Erfahrungen:
  CHESTNUT BUD

- Man ist in tiefer Traurigkeit befangen, die kommt und geht:
  MUSTARD

... mit Rückzug und Isolation?

– Man glaubt, mit Schwierigkeiten allein fertig zu werden, den anderen Menschen nicht zu brauchen:
WATER VIOLET

– Man hat ein hohes inneres Tempo, nichts kann einem schnell genug gehen:
IMPATIENS

– Man kann Einsamkeit nicht gut vertragen und hat ein starkes Mitteilungsbedürfnis:
HEATHER

... überempfindlich und mit schlechter Abgrenzung?

– Man ist empfindlich gegenüber allem, was die Harmonie stören könnte, und flüchtet in die Ablenkung:
AGRIMONY

– Man hat eine schwache Willenskraft, kann schwer nein sagen:
CENTAURY

– Man ist in einer seelischen oder körperlichen Umbruchsphase und daher wankelmütig, kann das Neue noch nicht umsetzen:
WALNUT

– Man ist gefühlsmäßig leicht irritierbar, neigt zu Mißtrauen, Eifersucht und Haßgefühlen:
HOLLY

... mutlos bis verzweifelt?

- Man hat wenig Selbstvertrauen und leidet unter Minderwertigkeitsgefühlen:
  LARCH

- Man hat ein falsches Schuldbewußtsein und macht sich zu viele Vorwürfe:
  PINE

- Man glaubt wider besseres Wissen, zur Zeit seiner Aufgabe nicht gewachsen zu sein:
  ELM

- Man sieht keinen Ausweg mehr und glaubt, die Grenzen seiner Belastbarkeit erreicht zu haben:
  SWEET CHESTNUT

- Man ist durch unangenehme Vorfälle noch wie betäubt oder hat ein Schockerlebnis noch nicht verarbeitet:
  STAR OF BETHLEHEM

- Man ist verbittert, grollt und fühlt sich vom Schicksal ungerecht behandelt:
  WILLOW

- Man kämpft ausdauernd mit allen Schwierigkeiten und immer wieder tauchen neue auf:
  OAK

- Man glaubt, etwas Unreines an sich oder in sich zu haben und möchte das innere Ordnungsprinzip schnell wiederherstellen:
  CRAB APPLE

... übertrieben und fordernd?

- Man glaubt, die Dinge anderer nach eigenen Vorstellungen lenken zu müssen und ist enttäuscht, wenn es nicht anerkannt wird:
CHICORY

- Man treibt aus Übereifer für eine Sache Raubbau mit seinen Kräften, kann nicht aufhören:
VERVAIN

- Man möchte seinen Willen unbedingt durchsetzen, nimmt auf andere wenig Rücksicht:
VINE

- Man erkennt schnell die Schwachstellen einer Situation, kann das aber nicht hinnehmen, sondern reagiert sofort mit Kritik:
BEECH

- Man stellt hohe theoretische Anforderungen an sich und ist hart gegen sich selbst:
ROCK WATER

3. Zubereitung, Lagerung, Haltbarkeit

In diesem Kapitel erfahren Sie ...

... wie Sie die Blütenkonzentrate zur Einnahme vorbereiten.

... was Sie alles für die Zubereitung benötigen.
... wie Sie Blütenkonzentrate und Einnahmemischungen am besten aufbewahren.

... was bei der Haltbarkeit der Blütenmischungen zu beachten ist.

Ich habe vom Arzt ein Bach-Blütenset verschrieben bekommen, damit ich mir die Blütenmischungen selbst zubereiten kann. Die Konzentrate habe ich jetzt zu Hause, was brauche ich sonst noch dafür?

Für die Zubereitung Ihrer Einnahmemischung benötigen Sie neben den Konzentraten folgendes:

- kohlensäurefreies Mineralwasser zur Verdünnung
- eventuell Alkohol zur Konservierung (nicht über 45 %, bewährt sind Cognac oder Weinbrand)
- 30 ml-Einnahmefläschchen mit Pipette oder anderer Tropfvorrichtung (leeres Medizinfläschchen aus der Apotheke)

- eventuell kleiner Meßbecher zum Abmessen von Wasser und Alkohol.

Wie verdünnt man richtig, so daß das Mischungsverhältnis bei der Einnahme stimmt?

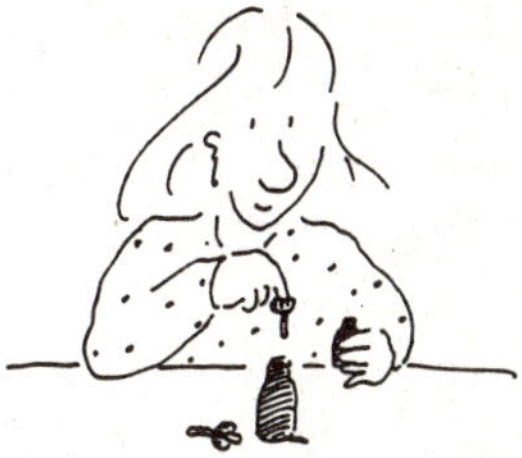

Wenn man der Einnahmemischung ein »Konservierungsmittel« (Alkohol, Obstessig) zusetzt, sollte das Mischungsverhältnis etwa drei Teile Wasser zu einem Teil Alkohol betragen. Der Alkohol dient lediglich dazu, die Wasser/Konzentrat-Mischung haltbarer zu machen. Wenn man das »Konservierungsmittel« weglassen möchte, kann man das tun, sollte die Einnahmemischung dann aber besser im Kühlschrank aufbewahren. Für beide Fälle gilt: Man verwende je **einen Tropfen** der gewählten Blütenkonzentrate auf **je 10 ml** Einnahmeflüssigkeit. Also z. B. bei einem 30 ml-Fläschchen je drei Tropfen aus der Konzentratflasche. In der Literatur findet man gelegentlich die Angabe »je zwei Tropfen Konzentrat auf 30 ml«. Dies rührt daher, daß in England Medizinflaschen der Maßeinheit *one ounce* (knapp 30 ml) verwendet werden. Beide Mischungsverhältnisse sind gleich wirksam, aus praktischen Gründen empfiehlt sich jedoch das oben angegebene Maß.

Oft liest man die Empfehlung, für die Einnahmemischungen möglichst »reines Quellwasser« zu verwenden. Kann man notfalls auch andere Wasserarten nehmen, z. B. Mineralwasser oder Leitungswasser?

Mit der Bezeichnung Quellwasser ist ein möglichst neutrales, gesundes Wasser gemeint. Geeignet wären also etwa die üblicherweise im Handel erhältlichen kohlensäurefreien

Mineralwässer. Weniger geeignet sind erfahrungsgemäß Wässer aus berühmten Heilquellen (z. B. Fachinger), da diese oft eine zu starke Eigenschwingung aufweisen. Entmineralisiertes oder destilliertes Wasser ist als Basis ungeeignet, da es die energetische Information kaum noch speichern kann. In Gegenden mit guter Wasserqualität kann man auch Leitungswasser verwenden.

Warum müssen die Bach-Blütenkonzentrate mit Wasser verdünnt werden? Haben die Tropfen unverdünnt nicht eine stärkere Wirkung?

Die Annahme, die Bach-Blüten müßten als Konzentrate intensiver wirken, ist zu materiell gedacht und trifft nicht zu. Die Zubereitung und Einnahme in Wasser ist keine willkürliche Vorschrift, sondern wesentlich für den Wirkungsprozeß: Wasser fungiert hier als Trägersubstanz, welche die energetische Information der Blüten speichert. Die unverdünnte Einnahme der Konzentrate zeigt zwar ebenfalls Wirkung, doch ist diese erfahrungsgemäß eher vorübergehend.

Ist bei der Zubereitung der Einnahmemischung wichtig, in welcher Reihenfolge man Konzentrate, Wasser und Alkohol in die Flasche füllt? In den Büchern stehen dazu unterschiedliche Angaben.

Die Wirkung der Einnahmemischung hängt nicht davon ab, in welcher Reihenfolge man die einzelnen Bestandteile hinzufügt. Aus rein praktischen Gründen bietet es sich jedoch an, mit dem Wasser/Alkohol-Gemisch zu beginnen und erst zum Schluß die gewählten Blütenkonzentrate hinzuzugeben. Auf diese Weise vermeidet man, daß das Fläschchen versehentlich überläuft und damit Anteile der wertvollen Konzentrate verlorengehen.

Welcher Alkohol eignet sich besonders für die Konservierung?

Es wird empfohlen, höchstens 45prozentigen Alkohol zu verwenden, vorzugsweise Cognac oder Brandy (Weinbrand), der ja auch in den Konzentraten selbst enthalten ist.

Wie hoch ist der Alkoholgehalt einer Einnahmemischung, wenn diese ohne Alkoholkonservierung zubereitet wird?

Wenn man bei der Zubereitung einer Einnahmemischung auf das Konservierungsmittel Alkohol verzichtet, beträgt der Alkoholgehalt einer Einnahmemischung mit sechs Blüten noch ca. 1%. Werden diese Tropfen dann nicht direkt, sondern in einem Getränk – z. B. in einem Glas Obstsaft – eingenommen, ist der Alkoholanteil auf ein nicht mehr meßbares Maß reduziert.

In welcher Form könnte man die Bach-Blüten einem Alkoholiker verabreichen?

Für Alkoholiker kann die Einnahmemischung auch ohne Alkohol-Konservierung zubereitet werden, so daß der aus den wenigen Tropfen Konzentrat stammende Alkoholgehalt minimal ist. Zur Konservierung kann man auch Obstessig verwenden bzw. die Einnahmemischung bei warmem Wetter im Kühlschrank aufbewahren. Wer ein Weiteres tun möchte, kann die Tropfen nicht direkt aus der Mischungsflasche, sondern in einem Glas gut gekühlten Obstsaft, Mineralwasser oder ähnlichem zu sich nehmen.
Außerdem gibt es die Möglichkeit, sich die persönliche Einnahmemischung in homöopathisch orientierten Apotheken in Globuliform herstellen zu lassen. Diese Milchzuckerkügelchen, auf die die Mischung versprüht wurde, sollte man

aber alsbald verbrauchen, da sie innerhalb einiger Monate ihre Wirkung verlieren.
Die Bach-Blüten können sowohl bei aktiven, als auch bei »trockenen« Alkoholikern auf deren Wunsch eingesetzt werden, ohne daß körperliche oder psychische Nebenwirkungen zu befürchten sind. Lehnt ein Alkoholiker aus Furcht vor dem verschwindend geringen Alkoholgehalt die Bach-Blütentherapie allerdings ab, sollte man dies akzeptieren und ihn nicht dazu überreden.

Beim Herstellen meiner Einnahmemischung ist es mir schon passiert, daß versehentlich ein Tropfen mehr als vorgesehen aus der Konzentratflasche in die Mischung geriet. Ist das schlimm, das heißt, beeinträchtigt es die Wirkung der Blütenmischung?

Nein, Sie können die Mischung unbesorgt verwenden. Ein höherer Konzentratgehalt steigert die Wirkung der Einnahmemischung nicht. Dr. Bach selbst sagte zu Beginn seiner Entwicklung oft: *»take a few drops«*. Die Praxis hat gezeigt, daß die genaue Anzahl und Größe der Konzentrattropfen nicht ausschlaggebend für die Wirkung der Mischung sind.

Kann ich dasselbe Glasfläschchen wiederverwenden, wenn ich mir eine neue Einnahmemischung zubereite? Wie reinige ich es am besten?

Ja, Sie können dasselbe Glasfläschchen verwenden. Sie sollten lediglich darauf achten, die Flasche jeweils vor erneutem Gebrauch gründlich mit heißem Wasser zu reinigen. Wenn Sie die Flasche sorgfältig ausgespült haben, reinigen Sie die Pipette (bzw. andere Tropfvorrichtung) ebenfalls gründlich mit heißem Wasser, indem Sie sie abspülen und mehrfach im Wasser ausdrücken. Chemische Reinigungsmittel sollten nicht verwendet werden.

Kann ich die Wirkung einzelner Konzentrate in der Mischung steigern, indem ich mehr Tropfen als angegeben verwende?

Nein. Wie bereits mehrfach betont, folgt die Bach-Blütentherapie nicht dem materialistischen Gesetz »viel hilft viel«. Es ist auch nicht sinnvoll und hat in der Praxis nichts gebracht, auf diese Weise eine Gewichtung der einzelnen Blüten und damit der Seelenzustände vornehmen zu wollen. Eine Blüte wird entweder benötigt, dann wirkt sie. Oder sie ist nicht angezeigt, dann wirkt sie nicht. Hier gilt das Bachsche Prinzip der Einfachheit – man sollte nicht versuchen, ein so wirksames und genial einfaches System unnötig zu verkomplizieren.

Für wie lange reicht denn so eine Einnahmemischung aus?

Ein 30 ml-Einnahmefläschchen enthält etwa vierhundert Tropfen, so daß Sie damit bei einer Tagesdosis von viermal vier Tropfen ungefähr drei Wochen auskommen werden.

Kann man die Bach-Blütenkonzentrate zur Einnahme auch homöopathisch aufbereiten? Läßt sich damit die Wirkung steigern?

Mancher glaubt zunächst – ausgehend von der Homöopathie –, daß die Bach-Blüten durch Potenzierung noch wirksamer werden müßten. Tatsächlich ist aber das Gegenteil der Fall, wie praktische Versuche ergeben haben: nach homöopathischem Verfahren potenzierte Bach-Blütenkonzentrate fallen in ihrer Wirkung zurück in die Polarität. Die nachträgliche Potenzierung der Bach-Blüten bedeutet also einen Rückschritt, da sie auf diese Weise ihre harmonisierende Wirkung verlieren.

Dr. Bach, mit homöopathischen Verfahren wohlvertraut, hat in den Vorstufen seiner Entwicklung seine Pflanzen auch homöopathisch aufbereitet. Später entwickelte er jedoch seine eigenen »Potenzierungsverfahren«, die Sonnen- und Kochmethode, welche andere und stabilere Mittel hervorbringt als die klassisch homöopathisch potenzierten.

Wie verhält es sich mit der Haltbarkeit der Bach-Blütenkonzentrate – haben sie ein Verfallsdatum?

Die Original Bach-Blütenkonzentrate *(stock bottles)* sind wie homöopathische Urtinkturen unbegrenzt haltbar. Sollte auf dem Etikett ein Verfallsdatum angegeben sein – was in Zukunft möglicherweise der Fall sein wird –, so hat dies lediglich arzneimittelrechtliche Gründe. Das geltende Arzneirecht schreibt vor, daß alle Medikamente ein Verfallsdatum tragen müssen.

Wie sollten die Bach-Blütenkonzentrate aufbewahrt werden?

Die Bach-Blütenkonzentrate *(stock bottles)* können normal gelagert werden, sollen aber nicht ständiger Sonnen- oder sonstiger Wärmewirkung ausgesetzt sein. Ein Aufbewahren der Konzentratflaschen im Kühlschrank ist nicht erforderlich, es gibt keine genau festgelegte, »ideale« Aufbewahrungstemperatur. Man sollte die Konzentratfläschchen wie andere Arzneimittel lagern; sie können also zum Beispiel im Badezimmerschrank oder auch in einem Bücherregal aufbewahrt werden.

Beeinflussen sich die Schwingungen der betreffenden Blüten, wenn mehrere Konzentratfläschchen geöffnet nebeneinander stehen?

Nein, alle Bach-Blütenkonzentrate harmonisieren miteinander, gehören sozusagen einer Schwingungsfamilie an. Es macht keinen Unterschied, ob die Konzentrate geöffnet oder verschlossen nebeneinander stehen.

Kann man die angebrochenen Konzentrate immer wieder mit Brandy auffüllen?

Nein. Um die Wirksamkeit der Bach-Blüten zu gewährleisten, sollte man sie nur in der empfohlenen Weise anwenden und verdünnen. Die Konzentrate dienen zur Herstellung von Einnahmemischungen in der vorgeschriebenen Dosierung, dürfen selbst aber nicht weiter »gestreckt« werden. Die vom *Bach Centre* garantierte Wirkung gilt nur für die von Bach festgelegte Originalrezeptur.

Es kann geschehen, daß man versehentlich die Pipette des Konzentratfläschchens mit der Zunge berührt. Wird dadurch die Wirkung des Inhalts beeinträchtigt?

Nein, man kann das Konzentrat unbesorgt weiter verwenden. Die energetische Information, die entscheidend für die Wirkung der Bach-Blüten ist, wird davon nicht beeinflußt.

Sind die Bach-Blütenkonzentrate bei Transport anfällig, kann die Wirksamkeit beispielsweise beeinträchtigt werden, wenn man das Set auf Reisen mitnimmt? Sind die beim Zoll eingesetzten Kontrollgeräte schädlich?

Man kann die Bach-Blütenkonzentrate ohne Bedenken auf Reisen mit sich führen. Die Konzentrate werden in England hergestellt und von dort aus seit Jahrzehnten in alle Welt verschickt, ohne daß ihre Wirksamkeit darunter gelitten hätte. Auch seltene Sicherheitskontrollen an Flughäfen schaden den Blütenkonzentraten nach bisherigen Erkenntnissen nicht.

Es kann vorkommen – etwa wenn man mit dem Auto unterwegs ist –, daß die Konzentrate hohen Temperaturen ausgesetzt sind. Hinterläßt dies eine dauerhafte Beeinträchtigung?

Nein. Man hat die Hitzeeinwirkung auf die Blütenkonzentrate mittels geeigneter Testverfahren überprüft. Es zeigte sich, daß das wirkungsspezifische Schwingungsfeld der Bach-Blüten durch Hitze zwar vorübergehend in Bewegung gerät, sich aber nach Abkühlung sehr schnell wieder beruhigt. Dieser Vorgang beeinträchtigt jedoch weder Wirksamkeit noch Haltbarkeit der Konzentrate.

Sind die Blütenkonzentrate eigentlich kälteempfindlich? Kann ich zum Beispiel im Winter die Notfalltropfen im Auto lassen?

Die Blütenkonzentrate sind im allgemeinen nicht temperaturanfällig; die energetische Information bleibt erfahrungsgemäß auch erhalten, wenn die Flaschen kurzfristig extremen Temperaturen ausgesetzt sind. Über mögliche Auswirkungen dauerhafter Lagerung unter besonders hohen oder niedrigen Temperaturen liegen bislang keine Erfahrungen vor.

Wie verhält es sich mit der Haltbarkeit der Einnahmemischungen – gibt es irgendwelche Vorschriften zur Aufbewahrung?

Die Einnahmemischung ist so lange haltbar wie das verwendete Wasser/Alkohol-Gemisch, also mehrere Wochen. Für die Aufbewahrung der Einnahmemischung gilt in der Regel dasselbe wie für die Aufbewahrung der Konzentrate: eine Lagerung bei Zimmertemperatur ist möglich, die Aufbewahrung im Kühlschrank in der Regel nicht notwendig.

Falls die Einnahmemischung ohne konservierenden Alkohol bzw. Obstessig zubereitet wird, verkürzt sich ihre Haltbarkeit entsprechend der Haltbarkeit des Wassers. Daher kann es sich zum Beispiel während des Sommers empfehlen, ein nur mit Wasser zubereitetes Einnahmefläschchen im Kühlschrank aufzubewahren.

Wird die Einnahmemischung wirkungslos, wenn man sie bei sich am Körper trägt?

Es hat sich in der Praxis gezeigt, daß die Wirkung der Einnahmemischung nach einigen Tagen nachläßt, wenn man sie z. B. ständig in der Jackentasche trägt. Die Erklärung hierfür liegt vermutlich darin, daß der energetische Impuls der Blüten durch den andauernden Kontakt mit dem Energiefeld des Trägers dieses mehr und mehr ausgleicht und sich allmählich erschöpft. Bei der oralen Einnahme der Blüten hingegen erhält das Energiefeld jedesmal einen erneuten Impuls.

4. Dosierung und Einnahme

In diesem Kapitel erfahren Sie ...

... wie Sie die Bach-Blüten bei akuten und länger bestehenden Zuständen anwenden.

... wie häufig die Blütenmischung eingenommen wird und was Sie bei der Einnahme beachten sollten.

... welche anderen Anwendungsformen es neben der Einnahme gibt.

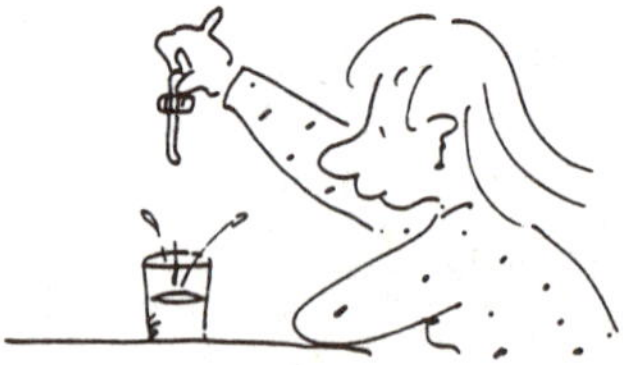

Welche Einnahmemethode empfehlen Sie?

Die Einnahmemethode richtet sich nach der individuellen Situation. Wenn zum Beispiel in einer bestimmten Situation ein Gefühlszustand auftaucht, der eher **vorübergehender** Natur ist, ist es ausreichend, die entsprechenden Bach-Blüten nach der **Wasserglasmethode** so lange einzunehmen, bis der akute Zustand abgeklungen ist.
Wer eine **längerfristige** Behandlung von seelischen Schwierigkeiten anstrebt, sollte **Einnahmemischungen** zubereiten. Die Blütenkombination wird im Verlauf der Behandlung etwa alle zwei bis drei Wochen immer wieder auf die jeweiligen akut auftretenden Gefühlszustände abgestimmt.

Zwei Beispiele, die den Unterschied verdeutlichen:

- Angstgefühl vor einem Vorstellungsgespräch: Wasserglasmethode
- Allgemeine Desorientierung in akuter Lebenskrise (z. B. Scheidungssituation): Einnahmemischung

Kann man die Blütenmischung auch häufiger als viermal täglich einnehmen?

Gerade zu Beginn einer Bach-Blütenbehandlung verspürt man häufig das Bedürfnis, die Tropfen öfter einzunehmen. Man sollte diesem intuitiven Empfinden vertrauen und die Tropfen tatsächlich immer dann einnehmen, wenn man den Impuls dazu verspürt. Erfahrungsgemäß reduziert sich die Häufigkeit der Einnahme im Laufe der Zeit »von selbst« auf das genannte Standardmaß. Auch wenn die Bach-Blüten grundsätzlich nicht nach dem »Mengenprinzip« wirken, ist es sinnvoll, die Einnahmefrequenz an den individuellen Bedürfnissen zu orientieren. Mit jeder einzelnen Einnahme der Blütenmischung setzt man einen energetischen Impuls; es ist beobachtet worden, daß zu Beginn einer Therapie häufigere Impulse (bis zu acht Einnahmen pro Tag) nötig sind.

Kann man an einem Tag auch verschiedene Blütenmischungen einnehmen?

Dies ist zwar grundsätzlich möglich, in der Regel aber wenig sinnvoll. Nimmt man innerhalb kurzer Zeit verschiedene Mischungen, entfalten die Blüten nicht das volle Wirkungspotential, denn die energetischen Impulse sind zu vielfältig, um sich ausreichend manifestieren zu können.
Zu einer Bach-Blütentherapie gehört auch, daß man lernt,

die subtile Wirkung der Blüten bei sich selbst immer genauer zu beobachten. Mit einem »Blütendurcheinander« bringt man sich selbst um die tiefgreifende Wirkung und Erfahrung mit den Blüten.

Kann man die Bach-Blütenkonzentrate auch »pur« einnehmen, und läßt sich so die Wirkung verstärken?

Die Konzentrate sollte man nur dann unverdünnt einnehmen, wenn man gerade keine Flüssigkeit zur Verfügung hat. Die unverdünnte Einnahme ist im Prinzip möglich, zeigt jedoch – anders als häufig angenommen – eine weniger nachhaltige Wirkung. Offensichtlich ist das Wasser als Trä-

Die beiden Einnahmeformen

Wasserglasmethode

bei *akuten* negativen Gefühlszuständen:

Zwei Tropfen Konzentrat der benötigten Blüte/n aus der Vorratsflasche *(stock bottle)* in ein Glas Wasser geben und über 15 Minuten verteilt in kleinen Schlucken trinken, bei Bedarf wiederholen.

Einnahmeflasche

bei *länger* bestehenden negativen Gefühlszuständen:

Pro gewählter Blüte je drei Tropfen Konzentrat aus der Vorratsflasche *(stock bottle)* in ein 30ml-Fläschchen mit Tropfvorrichtung geben, das zuvor ca. 3/4 mit stillem Wasser und ca. 1/4 mit Alkohol (bis 45 %) gefüllt wurde. Täglich mindestens 4 x 4 Tropfen – nach Bedarf häufiger – direkt auf die Zunge geben.

gersubstanz notwendig, um die energetischen Impulse der Blüten zu speichern und »haltbarer« zu machen. Man sollte daher auf die unverdünnte Einnahme nur in Notfällen zurückgreifen.

Beträgt die korrekte Dosierung für die Einnahmemischung wirklich nur zwei Tropfen pro benötigtem Konzentrat? Wie ist es möglich, daß eine so geringe Menge Konzentrat etwas bewirkt?

Um die Wirkungsweise der Bach-Blütenkonzentrate zu verstehen, müssen wir die gewohnten Bahnen unseres materialistischen Denkens verlassen. Die Einnahme der Bach-Blüten ist nicht mit herkömmlichen Arzneimitteln zu vergleichen, da beide auf vollkommen verschiedenen Ebenen wirken. Die Bach-Blüten wirken auf einer nicht-materiellen energetischen Informationsebene. Hier zählt nicht die Masse, sondern die richtige Qualität der Information. Ein Beispiel aus dem Alltag macht dieses deutlich: Hat man eine bestimmte Telefonnummer gewählt, fließt genausoviel Information, als wenn man die gleiche Telefonnummer zwanzigmal hintereinander anwählt.

Kann man die Bach-Blüten eigentlich überdosieren? Ist es z. B. schlimm, wenn jemand die ganze Einnahmemischung auf einmal zu sich nimmt?

Man kann gar nicht oft genug betonen, daß das Wirkungsprinzip der Bach-Blütenkonzentrate nichts mit dem Effekt von pharmazeutischen Mitteln gemeinsam hat. Die harmonisierende Wirkung der Essenzen auf den menschlichen Energiekörper kennt kein »Zuviel«. Wenn jemand, sozusagen im Übereifer, eine Einnahmeflasche ganz austrinkt, so schadet dies nicht. Man sollte aber in einem solchen Fall die Mischung erneut zubereiten und diese im Anschluß korrekt nach den Anwendungshinweisen einnehmen. Wird die Einnahme fortgesetzt, nachdem sich der betreffende negative Zustand harmonisiert hat, wird man keine zusätzliche Wirkung erwarten können.

Gibt es genaue Vorschriften für die Einnahme der Bach-Blüten? Soll man die Tropfen besser nüchtern nehmen, und gibt es besonders günstige bzw. ungeeignete Einnahmezeiten?

Wie schon bemerkt, sind die Einnahmeempfehlungen nicht als starre Regeln zu verstehen. In der Praxis hat sich jedoch bewährt, bei der Standarddosierung von viermal vier Tropfen die Einnahme wie folgt einzuteilen:
- morgens unmittelbar nach dem Aufwachen
- mittags zwischen 12 und 13 Uhr
- nachmittags zwischen 14 und 18 Uhr
- abends vor dem Einschlafen.

Damit die Blütenmischung ihre volle Wirkung entfalten kann, sollten die Tropfen vor dem Herunterschlucken einen Moment lang im Mund behalten werden. Die Einnahme sollte spätestens ungefähr zehn Minuten vor einer Mahlzeit, der Einnahme von Medikamenten oder dem Zähneputzen erfolgen.

Dies sind allgemeine Hinweise zur Einnahme – jeder sollte jedoch darauf achten, im Lauf der Zeit seinen individuellen Einnahmerhythmus zu erspüren. Oft ist es sinnvoll, die Blüteneinnahme mit selbst formulierten positiven Affirmationen zu begleiten.

Sollten die Tropfen bei der Einnahme nicht unter, statt auf die Zunge gegeben werden?

Das können Sie ganz nach Ihrem Belieben entscheiden. Von homöopathischen Mitteln wird häufig gesagt, daß diese schneller und besser aufgenommen werden, wenn sie unter die Zunge gegeben werden. Für die Bach-Blütenkonzentrate liegen diesbezüglich zur Zeit keine verbindlichen Beobachtungen vor.

Kann man die Tropfen auch einnehmen, nachdem man eine Zigarette geraucht oder Kaffee oder Alkohol getrunken hat? Wird dadurch die Wirkung beeinträchtigt?

Die Wirkung der Bach-Blüten wird durch Genußmittel grundsätzlich nicht beeinflußt. Es ist aber schon häufiger beobachtet worden, daß sich im Verlauf einer Bach-Blütentherapie die eigenen Konsumgewohnheiten ändern. Man entwickelt allmählich eine höhere Wahrnehmungsfähigkeit gegenüber Reiz- und Genußmitteln und vermeidet es daher intuitiv, die Bach-Blüten etwa unmittelbar vor dem Rauchen einer Zigarette oder nach dem Genuß einer Tasse Kaffee einzunehmen.

Manchmal ist die empfohlene Einnahme von viermal vier Tropfen pro Tag praktisch schwer durchführbar, zum Beispiel vergesse ich dauernd, die Flasche ins Büro mitzunehmen. Ist die Wirkung bei nur dreimaliger Einnahme schwächer?

Grundsätzlich ja, da hier nicht vier, sondern nur drei Impulse in das energetische System gehen. Für den Anfang sollte man sich daher an die Einnahmeempfehlung halten, später kann man die Dosierung seinen individuellen Bedürfnissen anpassen, also etwa zwischen dreimal und fünfmal täglich.
Wenn man die Tropfen vergessen hat, kann man dies nicht bei der nächsten Einnahme durch eine höhere Dosis ausgleichen. Viele Berufstätige beugen ihrer Vergeßlichkeit

vor, indem sie sich ein zusätzliches »Büroфläschchen« zubereiten, welches sie an ihrem Arbeitsplatz aufbewahren.

Ich war bei einem Behandler, der mir für die empfohlenen Bach-Blüten ein bestimmtes Mischungsverhältnis angegeben hat. Die Einnahmemischung sollte also unterschiedliche Mengen der insgesamt sechs Blütenkonzentrate enthalten. Das widerspricht doch den in Büchern gegebenen Anweisungen – oder handelt es sich um eine spezielle Anwendungsform?

Manche Behandler versuchen, ihrer persönlichen Einschätzung der seelischen Situation des Klienten Rechnung zu tragen, indem sie die gewählten Blüten durch Angabe eines besonderen Mischungsverhältnisses ihrer Wichtigkeit entsprechend einzustufen versuchen. Eine solche scheinbar differenziertere Diagnose ist sicher gut gemeint, aber nicht sinnvoll. Es bringt auch in der Praxis erfahrungsgemäß keine besseren Ergebnisse, da die energetischen Impulse der Blüten nicht nach dem simplen Mengenprinzip wirksam werden.

Ist es möglich, daß die Bach-Blüten auch ohne Einnahme wirken, etwa wenn man eine Mischung bei sich trägt oder nachts neben das Bett stellt?

Ja, solche indirekten Wirkungen sind gelegentlich schon beobachtet worden. Allerdings scheint sich die Wirkung der Mischung dann nach einigen Tagen zu verlieren, was wohl damit zu erklären ist, daß sich das Energiepotential der Blütenmischung durch den ständigen Kontakt mit dem Energiefeld des Betreffenden rasch erschöpft. Manche Behandler raten in Ausnahmefällen zum Aufstellen des Einnahmefläschchens in der Nähe des Bettes, besonders wenn alte und chronische Gefühlsblockaden im Laufe einer Therapie bearbeitet werden sollen. Dies ist aber nicht in jedem Fall sinnvoll und in keinem Falle so wirksam wie die orale Einnahme der Tropfen.

Ich habe gehört, daß die Bach-Blüten auch in Form von Globuli eingenommen werden können. Wie werden sie hergestellt, und wie ist die Haltbarkeit?

Die Darreichungsform als Globuli ist nur in Ausnahmefällen – etwa bei Alkoholkrankheit – zu empfehlen, generell sollte die Einnahme der Bach-Blüten in Tropfenform erfolgen. Homöopathische Apotheken können die Globuli herstellen, indem sie die Einnahmemischung auf Milchzuckerkügelchen versprühen. Die Kügelchen werden dann anstatt der Einnahmemischung verabreicht. Diese Einnahmeform ist jedoch nur für den Sofortgebrauch geeignet, da sich die energetische Ladung auf den Milchzuckerkügelchen erfahrungsgemäß in kurzer Zeit wieder abbaut.

Warum gibt es die Bach-Blüten eigentlich nur als Tropfen und nicht in Tablettenform?

Vor Jahren gab es die Bach-Blüten auch in Tablettenform; diese Produktion wurde jedoch wegen mangelnder Wirksamkeit und Haltbarkeit wieder eingestellt.
Dr. Edward Bach, als Arzt wohlvertraut mit den verschiedenen Verfahren der Arzneimittelherstellung, entwickelte nach langen Experimentierphasen schließlich neue eigenständige Herstellungsverfahren, um die feine Schwingungsenergie der Blüten zu bewahren. Das Ergebnis waren die Bach-Blütenkonzentrate in Tropfenform, wie sie noch heute wieder ausschließlich hergestellt und angeboten werden: Die Tropfenform bietet die Möglichkeit, die 38 Blüten den jeweiligen Erfordernissen entsprechend in immer neuen Kombinationen zusammenzustellen. Die Zubereitung einer

Einnahmemischung ist denkbar einfach – verglichen mit dem Aufwand, den die Verabreichung von immer neuen Tablettenkombinationen bedeuten würde.

Könnte man die Wirkung der Blütenkonzentrate steigern, indem man sie sich als Injektion, also sozusagen auf direktem Weg verabreichen läßt?

Nein, diese Anwendungsform ist denkbar ungeeignet! Es handelt sich im Sinne der Bach-Blütentherapie keinesfalls um den direkten Weg, denn die Blütenkonzentrate wirken nicht im physischen Körper, sondern auf den feineren Ebenen des menschlichen Energiekörpers. Die aus Bachs Sicht »brutale« Injektion in den physischen Körper ist der subtilen Wirkungsweise der Blüten völlig wesensfremd und würde keinerlei Vorteil bringen.

Würde die Zubereitung der Bach-Blüten als Spray eine bessere Wirkung zeigen?

Nein, erfahrungsgemäß erzielt man die beste Wirkung mit den Bach-Blüten, wenn man sie in Form von Tropfen als Einnahmemischung zu sich nimmt. Andere Anwendungsformen, wie auch das Versprühen im Raum, mögen individuellen Vorlieben entsprechen und können auch vielleicht zusätzlich eingesetzt werden. Man sollte sich aber im klaren sein, daß die Bach-Blüten deshalb **eingenommen** werden müssen, weil sie nur über die Brücke des physischen Körpers, d. h. über das vegetative Nervensystem und das Gehirn die feineren Energieebenen erreichen und wirksam werden können.

Was halten Sie von der äußerlichen Anwendung von Bach-Blüten, zum Beispiel durch Einreiben in die Haut oder als Wickel?

Die äußere Anwendung wird – begleitend zur Einnahme von Bach-Blüten – besonders bei Hautausschlägen, lokalen Entzündungen und dergleichen eingesetzt. Man gibt bei Umschlägen etwa sechs Tropfen der Einnahmemischung in einen halben Liter Wasser.
Wenn man den Eindruck hat, daß eine zusätzliche äußere Anwendung guttun würde, sollte man diesem Gefühl folgen. Die zusätzliche körperliche Anwendung hat erfahrungsgemäß eher symbolisch verstärkenden Charakter, während die Hauptwirkung immer über die orale Einnahme erzielt wird.

In meinem Bekanntenkreis ist oft von der Zuordnung einzelner Bach-Blüten zu bestimmten Hautzonen die Rede. Wie ist das wohl gemeint?

Im Prinzip wirken die Bach-Blüten bei innerer Anwendung über das limbische System oder direkt im Hypothalamus (Teil des Zwischenhirns). Die Zuordnung von bestimmten Gemütszuständen und bestimmten Zonen im physischen Körper erscheint faszinierend, systematische Experimente ergaben jedoch nach bisheriger Erfahrung sehr widersprüchliche Resultate. Von der Idee her ist die Therapie nicht so gemeint, denn die Wirkung geht über das Nervensystem, das bei der Einnahme auf direkterem Wege erreicht wird als über die Haut. Eine Ausnahme ist die Verwendung von *Rescue*-Tropfen und *Rescue*-Salbe im Verletzungsfall.

Ich habe gehört, daß man die Blütenkonzentrate auch ins Badewasser geben kann. Wann sind solche »Blütenbäder« sinnvoll, und wie viele Tropfen muß man hineintun?

Diese Anwendungsform hat sich zusätzlich zur Blüteneinnahme vor allem zur seelischen Belebung und inneren Reinigung bewährt. Das leuchtet ein, weil hier das Element Wasser, bereits Trägersubstanz der energetischen Informationen der Blüten, zusätzlich wirksam wird. Auf ein Vollbad nimmt man zirka fünf Tropfen Konzentrat pro gewählter Blüte.

II

Einnahme und was dann?

1. Erfahrungen bei der Einnahme

In diesem Kapitel erfahren Sie ...

... wie Sie die Bach-Blüten bei akuten und länger bestehenden Zuständen anwenden.

... wie häufig die Blütenmischung eingenommen wird und was Sie bei der Einnahme beachten sollten.

... welche anderen Anwendungsformen es neben der Einnahme gibt.

Kann man bereits bei der erstmaligen Einnahme von Bach-Blüten eine Wirkung verspüren, und wie zeigt sich diese?

Der Verlauf einer Bach-Blütentherapie ist immer individuell, das heißt, von dem jeweiligen Befinden des Anwenders abhängig. Jeder kann sich nur so entwickeln, wie es seine Persönlichkeitsstruktur zuläßt. Menschen, die vom Temperament her eher langsam sind, reagieren erfahrungsgemäß auch langsam auf die Impulse der Bach-Blüten. Andere hingegen spüren schon nach der ersten Einnahme eine Reaktion.

Über 60 Jahre praktischer Erfahrung mit der Bach-Blütentherapie haben zu einer Reihe interessanter Beobachtungen

geführt, welche die Reaktionen auf die Einnahme von Bach-Blüten betreffen. Manche Menschen verspüren bereits bei der Ersteinnahme eine unmittelbare Wirkung, etwa in Form eines Wärme- oder Kältegefühls oder einer angenehm »elektrisierenden« Empfindung. Gelegentlich stellt sich ein direktes Gefühl der Erleichterung ein, man »atmet auf« oder hat das Gefühl, daß die Umgebung plötzlich »heller« und »größer« geworden ist.
Solche Reaktionen zeigen an, daß – vielleicht nach langer Zeit – wieder ein Kontakt zum eigenen Höheren Selbst hergestellt werden konnte; sie müssen aber nicht in jedem Fall auftreten.

Wie lange dauert es erfahrungsgemäß, bis sich eine Wirkung zeigt?

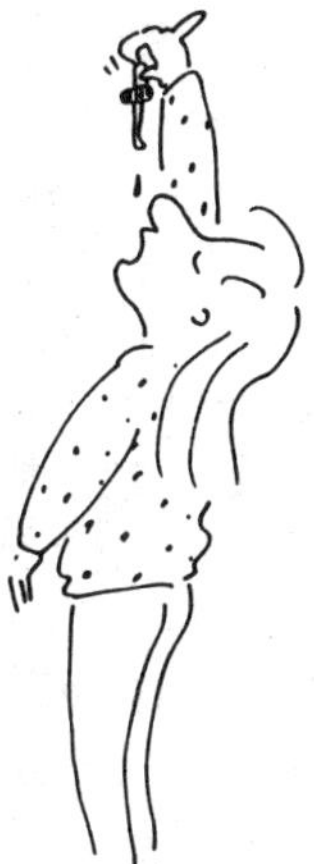

Die Frage, wann sich die ersten Wirkungen einstellen, läßt sich nicht allgemein beantworten. Die Praxis hat gezeigt, daß eine richtig gewählte Blütenmischung bei der Behandlung **akuter** Zustände in der Regel in wenigen Stunden, spätestens Tagen »greift«. Setzt die Bach-Blütentherapie dagegen auf der Ebene der **chronischen** Strukturen an, muß man mit einer längerfristigen Einnahme – mehrere Wochen oder Monate – rechnen.

Woran kann ich merken, ob die Bach-Blüten wirken?

Häufig ist eine erste Reaktion im Gesicht zu beobachten, das entspannter und harmonischer wirkt, besonders im Augenausdruck. Ein sicheres Anzeichen dafür, daß die Blüten wirken, ist die Veränderung des akuten seelischen Befindens. Am Anfang mag es schwer fallen, solche oft subtilen Veränderungen an sich selbst zu bemerken. Häufig machen einen zunächst andere Personen darauf aufmerksam: »Du bist ja nicht mehr so empfindlich wie früher ...« Mit zunehmender Einnahmeerfahrung entwickeln viele Menschen jedoch eine gesteigerte Wahrnehmung der eigenen Gefühlssituation. Viele berichten, daß sie ihre Stimmungen nun deutlicher und bewußter erleben, aber gleichzeitig mehr Abstand dazu gewonnen haben.

Wie lange dauert eine richtige Bach-Blütentherapie? Soll man die Blüten über Wochen oder mehrere Monate einnehmen?

Grundsätzlich unterscheidet man den Einsatz der Bach-Blüten in **akuten** Situationen und die Behandlung **chronischer** Zustände. Wenn man eine akute negative seelische Stimmung behandeln möchte, so genügt oft schon die einmalige Einnahme nach der Wasserglasmethode oder eine einzige Einnahmemischung. Wenn sich das seelische Befinden wieder harmonisiert hat, kann man mit der Einnahme aufhören. Viele Menschen haben die positive Wirkung der Bach-Blütenkonzentrate erstmals in einer psychischen Krisensituation in Form von *Rescue* kennengelernt. Das kann Anlaß für den Wunsch sein, tiefer zu gehen und an den eigenen chronischen seelischen Negativzuständen zu arbeiten. In solchen Fällen kann die Bach-Blütentherapie ein hervorragendes Mittel zur Persönlichkeitsentfaltung sein. Eine solche langfristige Behandlung sollten Laien – das kann gar nicht oft genug betont werden – nicht ohne die Hilfe eines versierten Behandlers beginnen. Was die Dauer der Therapie angeht, so liegen die Erfahrungs-

werte bei Zeiträumen von einigen Monaten bis zu eineinhalb Jahren.
Entscheidende Faktoren für die Behandlungsdauer sind die jeweilige Situation des zu Behandelnden und seine psychische Struktur. Je länger die seelischen Fehlhaltungen schon bestehen, um so chronischer also der Zustand ist, desto mehr Zeit wird vergehen, bis man seelische Negativhaltungen hinter sich gelassen hat und durch neue positive Gefühlsentscheidungen ersetzt hat.

Wie sieht der Behandlungsverlauf mit Bach-Blüten in akuten Fällen aus?

Im akuten seelischen Negativzustand – zum Beispiel Minderwertigkeitsgefühle vor einem Klassentreffen – kann eine Reharmonisierung meist rasch erreicht werden, wenn man die benötigten Blüten richtig erkennt. Die Wirkung tritt dann innerhalb einiger Stunden oder weniger Tage ein. Hat sich der seelische Zustand wieder stabilisiert, ist eine weitere Einnahme überflüssig. Meist spürt man dies auch selbst und hört damit auf, die Tropfen zu nehmen oder »vergißt« die Einnahme einfach.

Wirken die Bach-Blüten auch bei seelisch blockierten Menschen? Wie lange dauert es in solchen Fällen, bis die Rückverbindung zum Höheren Selbst wiederhergestellt ist?

Die Auflösung seelischer Blockaden ist ja das Ziel der Bach-Blütentherapie. Allerdings darf man bei der Behandlung chronischer Zustände nicht erwarten, daß sich der Erfolg »über Nacht« einstellt. Schwere seelische Blockaden sind oft schon jahrzehntelang tief in der Persönlichkeit verwurzelt und erfordern eine langfristige differenzierte Behandlung. Positiv ist, daß gerade in solchen sogenannten therapieresistenten Fällen mit den Bach-Blüten oft entscheidende Fortschritte erzielt werden können. Unterzieht man sich einer Bach-Blütentherapie, so werden im Laufe der Therapie immer neue Schichten der Gefühlsstruktur aktiviert. Die anhaltende Transformation von negativen Gefühlsmustern, die sich über lange Zeit eingeprägt haben, ist ein langwieriger Prozeß. Dieser Vorgang der schrittweisen Rückverbindung zum Höheren Selbst vollzieht sich entsprechend der individuellen Gegebenheiten. Daher läßt sich die Behandlungsdauer nur schwer voraussagen; als Orientierungshilfe gilt für die Behandlung chronischer Zustände ein Zeitraum von mindestens neun Monaten bis eineinhalb Jahren.

Wie verläuft die Behandlung, wenn man die Bach-Blüten einsetzt, um chronische Seelenzustände zu behandeln? Gibt es Erfahrungen, die als Orientierungshilfe dienen können?

Der Verlauf einer Bach-Blütentherapie ist immer individuell und läßt sich nie exakt voraussagen. Eine besondere Qualität dieser Therapie ist ihre innere Dynamik, die sich im Zusammenspiel mit den seelischen Kräften des Individuums entfaltet. Es wird also keine zwei identische Therapieverläufe geben, genausowenig wie zwei »gleiche« Menschen existieren. Neben der persönlichen Konstellation und den Umweltfaktoren spielt die jeweilige Zeitqualität eine entscheidende Rolle. Erfahrungsgemäß läßt sich sogar im Einzelfall kein längerfristiger Behandlungsplan erstellen.
Die Erfahrungen mit der Behandlung chronischer Zustände lassen zwei typische Verlaufsformen erkennen, die sich in der ersten Behandlungsphase unterscheiden.
Bei dem sogenannten **Positiv-Start** reagiert der Betreffende bereits auf die erste Mischung sehr positiv, berichtet von

einem »inneren Befreiungsgefühl« oder verspürt große Ruhe und Gelassenheit. Nach ungefähr drei Wochen, häufig nach Beendigung der ersten Einnahmemischung, kann jedoch wieder eine fühlbare »Verschlechterung« des Befindens eintreten. Nun beginnt eine Phase, in der die seelische und körperliche Verfassung des Patienten starken Schwankungen unterliegt. Während dieser Zeit findet die eigentliche Auseinandersetzung mit den eigenen negativen seelischen Haltungen statt. Diese Zustände werden immer bewußter erlebt und schließlich überwunden, so daß sich das Befinden auf einem positiveren Niveau stabilisiert.
Der zweite typische Behandlungsverlauf ist besonders häufig bei chronischen Zuständen zu beobachten, die mit starken körperlichen Beschwerden einhergehen. Hier reagieren Betroffene gelegentlich mit einem »**Negativ-Start**«. In den ersten körperlichen Einnahmewochen kann es zu einer Intensivierung der seelischen und körperlichen Symptome kommen, vergleichbar mit einer homöopathischen Erstreaktion. Es ist wichtig, diese subjektiv als Verschlechterung erlebte Phase als Teil des seelischen Heilungsprozesses zu begreifen. Meist dauert dieser Zustand nur wenige Tage an und wandelt sich dann – nicht selten abrupt – zum Positiven. Das Befinden unterliegt noch kleineren Schwankungen, bis die Stabilisierung eintritt. Schon diese knappe Schilderung der möglichen Verläufe macht deutlich, wie wichtig die Begleitung einer Bach-Blütentherapie durch einen erfahrenen Behandler, Arzt oder Therapeuten ist.

Ich habe viel über die wohltuende Wirkung der Bach-Blüten gehört. Kann sich das Befinden nach der Einnahme auch verschlechtern?

Bei der Behandlung chronischer Zustände kann es kurzfristig durchaus zu einer Reaktion kommen, die man selbst als

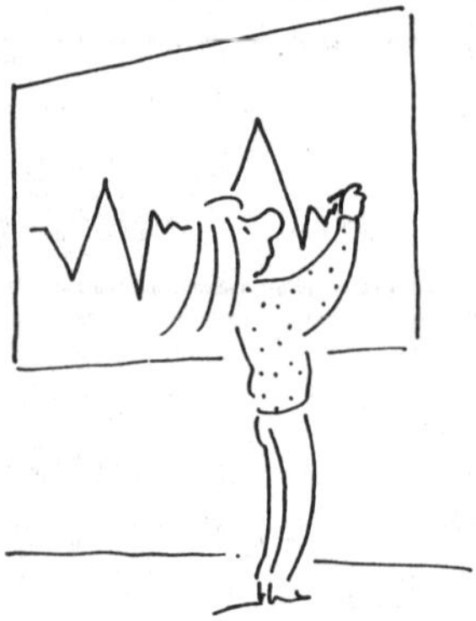

Verschlechterung empfindet. Die negativen Gefühle, die Schwächen, die man ja gerade behandeln möchte, verstärken sich zunächst. Dies ist ein sicheres Zeichen dafür, daß die Mischung »greift«, das heißt, daß ein seelischer Reinigungsprozeß begonnen hat. Man sollte in dieser Phase, die meist nur wenige Tage andauert, keineswegs den Mut verlieren oder die Einnahme abbrechen, da man dadurch den Prozeß wieder zum Stillstand bringen würde. Das kann in Einzelfällen allerdings Geduld erfordern: seelische Negativreaktionen, die man schon lange Jahre hat, können nur Schritt für Schritt abgebaut werden.

Im Zusammenhang mit den Bach-Blüten werden auch »Erstreaktionen« erwähnt. Was sind solche Reaktionen, und wie geht man damit um?

Mit Erstreaktionen oder Erstverschlechterungen sind die subjektiv als Symptomverstärkung oder Verschlechterung empfundenen Befindlichkeitsveränderungen gemeint, die zu Beginn einer Bach-Blütentherapie auftreten können. Anstelle von positiven Gefühlen kann es in den ersten Tagen nach der Einnahme einer neuen Mischung auch zu einer Intensivierung der negativen seelischen Zustände kommen.

Manche Menschen berichten beispielsweise über innere Unrast, verstärkte Reizbarkeit, Angstgefühle, Mattigkeit oder erhöhtes Schlafbedürfnis. Körperliche Reinigungsreaktionen wie Hautausschläge, Schnupfen oder Durchfall sind ebenfalls beobachtet worden. Gelegentlich tauchen auch körperliche Symptome früher durchlebter Krankheiten vorübergehend wieder auf. Wenn Sie eine Reaktion nicht beurteilen können und deswegen beunruhigt sind, suchen Sie Ihren Behandler auf.
Alle diese Reaktionen sind Teil des Heilungsgeschehens. Die energetischen Impulse der Bach-Blüten setzen einen Reharmonisierungsprozeß in Gang, an dessen Beginn oft eine tiefgreifende Reinigung steht. Die Erstreaktionen zeigen deutlich, daß ein Ausscheidungsprozeß – auf seelischer und körperlicher Ebene – stattfindet. Es wäre falsch und der eigenen Entwicklung abträglich, sich innerlich gegen diesen natürlichen und letztlich hilfreichen Vorgang aufzulehnen. Wenn man solche Heilkrisen dagegen als Schritt auf dem Weg zur Entfaltung und Harmonisierung der Persönlichkeit begreift, fördert man die positive Entwicklung.
Bei heftigen Reaktionen – was sehr selten vorkommt – kann die Einnahme nach Bedarf bis auf einen Tropfen pro Tag reduziert werden. Eine weitere Möglichkeit ist die Einnahme von *Rescue* nach der Wasserglasmethode parallel zur Blütenmischung. In der Regel klingen solche Reaktionen nach zwei bis drei Tagen wieder ab.

Muß es immer zu einer Erstreaktion kommen, wenn eine Bach-Blütentherapie wirken soll?

Nein. Erstreaktionen (Erstverschlechterungen) können vor allem bei der Behandlung chronischer Zustände auftreten und sind kein Maßstab für die Wirksamkeit der Therapie. Es hängt vielmehr ganz von den individuellen Gegebenheiten ab – wieviel blockiertes Seelenpotential vorhanden ist, wie chronisch der Zustand ist –, ob und in welchem Maße es zu einer Erstreaktion kommt. Weder das Ausbleiben noch das Auftreten von Erstreaktionen sollten also Anlaß sein, an der Bach-Blütentherapie zu zweifeln oder die Behandlung abzubrechen. Am besten halten Sie in solchen Fällen Rücksprache mit Ihrem Behandler.

Ich bin etwas vorsichtiger im Umgang mit den Bach-Blüten geworden, seit ich von der Möglichkeit einer »Erstverschlechterung« gehört habe. Kann denn zum Beispiel jemand, der noch nie die Blüten genommen hat, eine Mischung gegen Lampenfieber nehmen, ohne eine negative Reaktion befürchten zu müssen?

Wenn die Blütenmischung genau auf die **akute** individuelle Situation zugeschnitten ist – in diesem Fall also auf die individuellen seelischen Merkmale des Lampenfiebers des Betreffenden –, kann es keine Erstverschlechterung geben. Eine sogenannte Standardmischung für Lampenfieber ergäbe dagegen vermutlich bei verschiedenen Menschen unterschiedliche Reaktionen und ist daher nicht zweckmäßig. Wenn jemand noch keine Einnahmeerfahrungen mit den Bach-Blüten gemacht hat, empfiehlt es sich, in einer derartigen Belastungssituation mit *Rescue* zu beginnen.

Seit ich die Bach-Blüten einnehme, träume ich nachts viel intensiver. Woran kann das liegen?

Wie Ihnen geht es vielen Menschen, die die Bach-Blüten zum ersten Mal einnehmen oder mit einer neuen Mischung beginnen. Besonders in den ersten Nächten registrieren viele ein intensiveres Traumerleben und eine veränderte Traumqualität. Eine genauere Betrachtung der Traumberichte zeigt verschiedene, immer wiederkehrende Muster:

- Ein grundlegender persönlicher Konflikt wird symbolisch dargestellt, z. B. man sucht im Traum den Weg zum Bahnhof und findet ihn nicht.
- Ein innerer Reinigungs- oder Wachstumsprozeß findet bildhaften Ausdruck, z. B. man träumt, daß im Keller viele Waschmaschinen die eigene Wäsche waschen.
- Ein blockierter Persönlichkeitsanteil gelangt zur symbolischen Entfaltung, z. B. man entdeckt im Traum ein noch nie benutztes Zimmer in seinem Haus.

Solche Träume sind – ähnlich wie andere Erstreaktionen – ein Zeichen dafür, daß durch die feinen Schwingungsimpulse der Bach-Blüten auf der Seelenebene etwas in Bewegung geraten ist. Träume, auch Spiegel der Seele genannt, zeigen oft noch unbewußte seelische Entwicklungsschritte an. Traumbilder können dabei helfen, das Verständnis für die innerseelischen Vorgänge im Verlauf einer Bach-Blütenbehandlung zu vertiefen.
Aus der Praxis wissen wir, daß etwa die Hälfte aller Bach-Blütenanwender mit Träumen reagieren. Dies ist wiederum kein Kriterium für die Wirksamkeit der Blüten – man sollte sich also keinesfalls Sorgen machen, wenn man nach der Einnahme keine »besonderen« Träume hat.

Ich habe das Gefühl, daß ich insgesamt empfindlicher geworden bin, seit ich die Blütenkonzentrate regelmäßig einnehme. Ich reagiere zum Beispiel stärker auf Wetterumschwünge und fühle mich sensibler und »dünnhäutiger« als früher. Heißt das, daß mir die Bach-Blüten nicht bekommen?

Diese Beobachtungen sind charakteristisch für den Prozeß der seelischen Umstrukturierung im Verlauf einer Bach-Blütentherapie. Lassen Sie sich davon nicht entmutigen; in einer Phase der inneren Veränderung ist es ganz natürlich, daß man vorübergehend auch äußeren Einflüssen gegenüber empfindlicher wird. Da die Bach-Blüten auf feinstofflicher Ebene zu einer Bewußtseinserweiterung beitragen, entwickelt man eine feinere Wahrnehmung und reagiert plötzlich auf Dinge, die man bisher gar nicht registriert hatte. Sie befinden sich also in einer Phase von verstärkter psychischer Aktivität, in der sich alte negative Gefühlsmuster aufzulösen beginnen. Wenn Sie ihre derzeitige emotionale Dünnhäutigkeit als ein Stadium Ihres persönlichen Entwicklungswegs annehmen, werden Sie erleben, wie sich Ihr seelischer Zustand allmählich wieder stabilisiert.

Die Bach-Blüten wurden mir von Freunden sehr empfohlen. Nach der Einnahme einer Mischung habe ich ein Ekzem bekommen. Heißt das, daß ich allergisch auf die Konzentrate reagiere?

Nein, die Hautreaktion kann nicht allergisch sein, da die Blütenkonzentrate feinstofflich sind, also keine materielle Substanz enthalten. Die Bach-Blütenkonzentrate unterscheiden sich in ihrer Wirkung grundsätzlich von herkömmlichen Medikamenten: sie dienen der seelischen Reinigung und Entwicklung. Dieser Prozeß manifestiert sich zu Beginn einer Bach-Blütenbehandlung manchmal auch auf der Körperebene. Daher kann es zu körperlichen Reinigungserscheinungen wie Hautausschlag, Durchfall, Ausfluß oder Schnupfen kommen; solche Reaktionen klingen aber erfahrungsgemäß innerhalb weniger Tage ab.

Mir fällt auf, daß einige mir nahestehende Menschen plötzlich anders auf mich reagieren. Kann das irgendwie mit der Einnahme der Bach-Blüten zusammenhängen?

Ein solcher Zusammenhang ist sehr wahrscheinlich, denn

die von den Bach-Blüten eingeleitete Persönlichkeitsentwicklung ruft naturgemäß auch Reaktionen in der Umwelt hervor. Oft wird die Veränderung von Familie oder Freunden sogar eher als von den Betroffenen selbst bemerkt. So kann es beispielsweise geschehen, daß eine Frau, die ihrer Familie immer geduldig alles hinterhergeräumt hat, plötzlich verlangt, daß ihr Mann und ihre Kinder die eigene Unordnung jetzt selbst beseitigen. Es leuchtet ein, daß sich mit der beginnenden Persönlichkeitswandlung auch das eigene Verhalten ändert. Darauf muß die Umwelt ihrerseits mit verändertem Verhalten reagieren.
Sie können sich diesen Effekt zusätzlich zunutze machen, indem Sie Ihr Gegenüber als Spiegel Ihres eigenen Verhaltens beobachten lernen. Sie werden möglicherweise auf Erstaunen, Irritation, Abwehr, Schuldzuweisung, Protest, Freude oder Erleichterung stoßen und somit Ihre eigenen Fortschritte auf dem Weg zu sich selbst immer deutlicher wahrnehmen.

Mein Mann beklagt sich, daß ich »komisch« geworden wäre, seit ich eine Bach-Blütentherapie mache. Nun überlege ich, ob ich ihm zuliebe damit aufhöre – andererseits habe ich mich schon lange nicht so wohl gefühlt wie jetzt. Wie kann ich mich entscheiden?

Man kann immer wieder beobachten, daß sich das Klima in einer Familie oder Partnerschaft ändert, wenn sich einer der Beteiligten einer Bach-Blütentherapie unterzieht. Häufig treten Konflikte, die lange unter der Oberfläche schwelten, plötzlich offen zutage. Dies kann als befreiend oder belastend empfunden werden, je nach der Bereitschaft der anderen, auf die veränderte Situation einzugehen. Eine vielleicht über Jahre erstarrte Verhaltenskonstellation gerät nun in Bewegung, und es bietet sich eine Chance, zu einem neuen, positiven, seelisch gesünderen Umgang miteinander zu finden. Die Entscheidung, ob Sie die Bach-Blütentherapie fortsetzen, müssen Sie selbst treffen. Wägen Sie ab, was für Sie in Ihrer jetzigen Situation wichtig ist; vielleicht sind Sie innerlich noch nicht ganz bereit für tiefergreifende Veränderungen in Ihrem Leben. Vielleicht gibt Ihnen Ihr eigenes Wohlempfinden aber auch die Gewißheit, daß Sie sich auf dem richtigen Weg befinden.

Ich nehme jetzt schon eine Weile die Bach-Blüten ein, und es kommen immer wieder neue Gefühlszustände hoch. Nach dem Ärger mit meinem Chef tauchen plötzlich die alten Konflikte mit meinem Vater wieder auf. Kann denn ein seelischer Negativzustand einen anderen auslösen?

Während einer längerfristigen Bach-Blütenbehandlung werden immer eine Reihe von negativen seelischen Zuständen hintereinander durchlebt. Alte Gefühlsmuster, die sich über viele Jahre verfestigt haben, werden mit Hilfe der positiven Schwingungsenergie der Blüten nach und nach Schicht für Schicht ins Positive umgewandelt. Dabei ist es ganz natürlich, daß die Auflösung einer bestimmten negativen Gefühlshaltung andere, scheinbar neue Zustände hervorbringt. Ursächlich hängen alle diese Zustände zusammen, das heißt, sie alle sind Aspekte der komplexen Gefühlsstruktur des Individuums. Ihr Beispiel zeigt dies sehr anschaulich: die Probleme, die Sie mit Ihrem Vorgesetzten haben, sind auf einer tieferen Persönlichkeitsebene mit dem Autoritätskonflikt zwischen Ihnen und Ihrem Vater verbunden. Alle negativen Gefühle, mögen sie zunächst noch so fremd erscheinen, gehören zu einem selbst und wollen bewußt werden.
Manchmal wird irrtümlich vermutet, mit Beendigung einer

Bach-Blütentherapie hätte man sämtliche negativen Gefühlszustände ein für allemal überwunden. Diesem Wunsch liegt ein Mißverständnis der menschlichen Natur zugrunde; Persönlichkeitsentwicklung ist ein Weg, der immer neue Erkenntnisstufen bereithält. Ein häufiges Ergebnis einer erfolgreichen Bach-Blütentherapie ist die Gewißheit, seinen eigenen Weg mit mehr Gelassenheit und Zuversicht gehen zu können. Dabei wird man immer wieder mit schwierigen Phasen konfrontiert, aber man erlebt seine eigenen Tiefs deutlicher als vorübergehende Stimmungen, erkennt sie früher, hat mehr inneren Abstand dazu und kann daher besser damit umgehen.

Was soll ich tun, wenn während der Einnahme einer Blütenmischung plötzlich ein neuer, starker Gefühlszustand auftaucht, den ich in meiner Mischung nicht berücksichtigt habe?

Es kommt ganz darauf an, ob es sich dabei um einen vorübergehenden Zustand handelt. Wenn Sie beispielsweise einen wichtigen Termin vor sich haben und daher Ihre Gedanken nicht zur Ruhe kommen, genügt es, wenn Sie die betreffende Blüte *(White Chestnut)* kurzfristig zusätzlich nach der Wasserglasmethode einnehmen.
Wenn der Zustand dagegen grundsätzlich neu ist, sollte man überlegen, ob man nicht besser eine neue Einnahmemischung zubereitet. Nehmen wir einmal an, Ihre Mischung hätte unter anderem *Centaury* und *Mimulus* gegen Furchtsamkeit und Willensschwäche enthalten, und nach einiger Zeit regelmäßiger Einnahme würden Sie plötzlich starke Wutgefühle verspüren. Jetzt wäre es ratsam, eine neue Blütenmischung zuzubereiten, die in diesem Fall *Holly* enthalten sollte. Prüfen Sie dabei, welche Blüten der alten Einnahmemischung noch auf Ihr akutes seelisches Befinden

zutreffen. Wahrscheinlich haben einige Blüten ihre Wirkung bereits erfüllt und die betreffenden negativen Zustände wurden harmonisiert. Wenn Sie zum Beispiel jetzt besser nein sagen können, aber immer noch ängstlich sind, sollte *Mimulus* auch in der neuen Mischung enthalten sein, aber *Centaury* könnte entfallen.

Ich kenne die Bach-Blüten schon seit einigen Jahren und nehme sie in Abständen immer wieder mit Erfolg ein. Dabei kommt es gelegentlich vor, daß ich nach einiger Zeit begeisterter Einnahme plötzlich die Lust verliere und damit aufhöre. Wie ist das zu erklären?

Sie beschreiben eine der typischen Reaktionen, die sich einstellen können, wenn eine Bach-Blütenmischung ihre Wirkung getan hat. Die betreffenden negativen Zustände haben sich aufgelöst, die Harmonisierung ist eingetreten, und eine weitere Einnahme hätte keine zusätzliche Wirkung. Wenn man plötzlich kein Bedürfnis zur Einnahme mehr verspürt oder die Tropfen einfach vergißt, sollte man auf diese Zeichen reagieren. Überlegen Sie in einem solchen Fall, ob eine neue Mischung angezeigt ist, oder ob Sie ganz mit der Einnahme aufhören möchten.

Wenn man nach der Einnahme einer Mischung keine Wirkung verspürt, muß man dann neue Blüten auswählen?

Sie sollten auf jeden Fall noch einmal prüfen, ob die ausgewählten Blüten tatsächlich Ihrer aktuellen Gefühlssituation entsprechen. Wenn Sie nach ungefähr zwei Wochen regelmäßiger Einnahme immer noch keine Wirkung beobachten können, ist die Blütenkombination vielleicht nicht richtig zusammengestellt. Möglicherweise ist Ihre Erwartungshaltung auch unrealistisch, und Sie erwarten zu große

Veränderungen in zu kurzer Zeit. Machen Sie eventuell einen Versuch mit einer veränderten Mischung oder ziehen Sie einen Gesprächspartner zu Rate.

Ich habe seit ein paar Monaten die Bach-Blüten in Selbstbehandlung eingenommen und bin dabei innerlich ein gutes Stück weitergekommen. Nun habe ich das Gefühl, daß sich nichts mehr bewegt und ich mit der Therapie irgendwie feststecke. Ich möchte aber gern weitermachen – was kann ich tun?

Der Behandlungsverlauf bei einer Bach-Blütentherapieist nicht linear und solche Phasen der Stagnation kommen mitunter vor. Möglicherweise blockieren Sie selbst auf unbewußter Ebene die Fortsetzung der Therapie, weil ein Gefühlskomplex angesprochen ist, dessen Bearbeitung Sie zur Zeit scheuen. Hier können sich auch die Grenzen der Selbstbehandlung zeigen. Versuchen Sie, nicht **gegen**, sondern **mit** Ihren eigenen Widerständen zu arbeiten. Welche Gefühlsqualität hat die Unzufriedenheit, die Sie gegenwärtig empfinden? Herrscht die Ungeduld vor *(Impatiens)*, sind Sie entmutigt und zweifeln Sie an der Wirksamkeit der Blüten *(Gentian)*, oder wissen Sie nicht, in welche Richtung es weitergehen soll *(Wild Oat)*? Dies sind nur einige Beispiele, die der Anregung dienen mögen: nehmen Sie Ihre akute Gefühlssituation als Ausgangspunkt für eine neue Blütenmischung. Sollten Sie sich über Ihre Gefühle nicht klarwerden können, suchen Sie das Gespräch.

Was können die Ursachen sein, wenn man mit der Therapie nicht mehr weiterkommt? Gibt es Gründe, die Behandlung abzubrechen?

Therapieblockaden können eine Reihe verschiedener Ursachen haben. Möglicherweise wurden die Blüten unzutreffend ausgewählt, so daß keinerlei Wirkung zu beobachten ist. Es kann auch sein, daß die Ursachen für die zu behandelnden Zustände schwerpunktmäßig nicht auf der seelischen Ebene liegen. Zum Beispiel lassen sich die durch hormonelle Umstellung bedingten Stimmungsschwankungen in den Wechseljahren nicht in jedem Fall durch die Bach-Blüten harmonisieren.

Häufig hat man ganz einfach eine unrealistische Erwartungshaltung und hofft, mit Hilfe der Blüten in kurzer Zeit zu einem völlig neuen Menschen zu werden; gerade bei der Behandlung alter chronischer Gefühlsmuster muß man jedoch Geduld aufbringen. Manche Menschen handeln auch nach der Annahme »viel hilft viel« und unterziehen sich gleichzeitig mehreren verschiedenen Therapien, ohne sich auf irgendeine von ihnen richtig einzulassen.

Vielleicht findet man innerlich auch keinen richtigen Zugang zu den Bach-Blüten, weil andere einen zu dieser Therapie überredet haben. Dann kann es sinnvoll sein, die Behandlung vorerst abzubrechen und sie erst dann fortzusetzen, wenn man selbst das Bedürfnis danach verspürt.

Häufig kommt es zu einem Stillstand, wenn man durch die Therapie einem wesentlichen Problem nahegekommen ist, an dem man unbewußt festhält. Die Transformation des betreffenden Gefühlsmusters würde auf lebensweltlicher Ebene möglicherweise eine einschneidende Veränderung (z. B. Trennung vom Partner, Berufswechsel) erfordern, zu der man zu diesem Zeitpunkt innerlich noch nicht bereit ist, weil man noch nicht genügend seelische Kraft dafür hat. Auch hier kann man erwägen, die Therapie zu unterbrechen, bis man über das nötige innere Kräftepotential verfügt, um weitere Entwicklungsschritte zu vollziehen.

Woher weiß man, wann man mit der Einnahme der Bach-Blüten aufhören kann?

Da die Bach-Blüten eine äußerst individuelle Form der Therapie sind, gibt es auch hier keine pauschale Antwort. Im Lauf der Behandlung werden Sie lernen, Ihre eigenen Stimmungen und Gefühle immer bewußter und deutlicher wahrzunehmen. Sie werden spüren, wenn sich Ihr psychisches Befinden harmonisiert und stabilisiert hat. Meist empfindet man dann kein Bedürfnis mehr, die Einnahme fortzusetzen oder »vergißt« die Tropfen ganz einfach. Folgen Sie Ihrer eigenen Intuition!

Wie ist die Wirkung, wenn ich meine Blütenkombination länger als notwendig anwende?

Wenn Sie eine Blütenmischung noch weiter einnehmen, obwohl sich die betreffenden negativen Zustände bereits aufgelöst haben und eine Harmonisierung eingetreten ist, so haben die Tropfen keine weitere Wirkung. Da der energetische Impuls der Blüten nicht mehr benötigt wird, reagiert Ihr bioenergetisches System nicht mehr darauf. Manchmal stellt sich in dieser Situation auch eine Abneigung gegen die Tropfeneinnahme ein, oder das Einnahmefläschchen fällt herunter und zerbricht »zufällig«.

Mir wurde kürzlich von einer Frau berichtet, die aufgrund ärztlicher Verordnung eine Mischung mit 15 Blüten einnahm. Nach einem Monat hörte die Frau mit der Einnahme auf, worauf sie seelisch »in ein Loch fiel«. Ist dies ein Fall von Überdosierung?

Die geschilderte Wirkung hat vermutlich, soweit man dies aus der Entfernung beurteilen kann, nichts mit der Anzahl der Blüten zu tun, wohl aber mit dem plötzlichen Absetzen der Einnahme. Durch die Bach-Blüten wird auf der feinstofflichen Ebene ein Prozeß in Gang gesetzt, es kommt Bewegung in oftmals erstarrte seelische Verhaltensstrukturen. Besonders, wenn durch die Blütenkombination chronische Zustände angesprochen werden, deren Entstehen oft weit zurück liegt, ist deshalb die Begleitung durch einen erfahrenen Behandler notwendig. Das abrupte Absetzen der Einnahme kann durchaus zur inneren Panik führen, da der Veränderungsprozeß auf der seelischen Ebene zwar begonnen hat, die Reharmonisierung aber noch nicht abgeschlossen ist. Also hängt man energetisch gesehen sozusagen in der Luft, was von negativen Empfindungen wie zum Beispiel Unsicherheit, Ängstlichkeit oder Entmutigung begleitet sein kann. In diesem Fall hätte die Frau Rücksprache mit ihrer Ärztin halten sollen, die ihr für diese neu aufgetretenen Gefühlszustände eine neue Blütenmischung zusammengestellt hätte.

Wenn man die Bach-Blüten über längere Zeit einnimmt, tritt dann eine Gewöhnung ein? Wird man nicht allmählich abhängig von den Konzentraten?

Die Antwort lautet nein, denn die Bach-Blüten unterscheiden sich in Beschaffenheit und Wirkungsweise grundsätzlich von herkömmlichen Medikamenten. Die Blütenkonzentrate helfen, eine seelische Situation, die aus dem Gleichgewicht geraten ist, wieder auf einem höheren Niveau zu stabilisieren. Sobald das Gleichgewicht wiederhergestellt ist, haben die Mittel keine weitere Wirkung, und der Betreffende verliert erfahrungsgemäß das Interesse an der Einnahme. Bis zu diesem Zeitpunkt ist keine Gewöhnung aufgetreten. Eine Abhängigkeit steht also nicht zu befürchten, im Gegenteil, die Bach-Blüten helfen uns ja dabei, unsere Persönlichkeit weiterzuentwickeln und allmählich unsere inneren Stärken zu entdecken. Alte negative Gefühlsmuster, z. B. der Glaube, sich bei seelischer Schwäche immer etwas zuführen zu müssen, werden mit Hilfe der Blütenenergien – in diesem Fall *Hornbeam* – bewußt gemacht und transformiert, so daß sich ein Prozeß zunehmender Unabhängigkeit, Selbständigkeit und Befreiung vollziehen kann.

Gibt es eine zeitliche Begrenzung für eine Bach-Blütentherapie – wann ist die Behandlung abgeschlossen?

Es gibt keine exakten Zeitvorgaben für die Behandlung, dies widerspräche auch dem spezifischen Charakter des Bachschen Heilverfahrens. Die Therapie ist dann abgeschlossen, wenn der Betreffende das Gefühl hat, die Blütenkonzentrate nicht mehr zu benötigen. So vage dieses auch klingen mag, ist es doch meist ein sehr zuverlässiger Indikator. Erfahrungswerte aus der Praxis zeigen, daß eine fortlaufende Behandlungsdauer von maximal eineinhalb Jahren selten überschritten wird. Innerhalb dieses Zeitraums gelingt es in der Regel, auch chronische negative Gefühlszustände aufzulösen und den Betreffenden emotional zu stabilisieren in akuten Fällen genügen meist wenige Wochen.

Wenn ich den Grundgedanken der Bach-Blütentherapie richtig verstehe, müßten doch eigentlich alle Menschen darauf ansprechen. Gibt es auch Menschen, die auf die Bach-Blüten nicht reagieren?

Die 38 Bach-Blüten verkörpern die archetypischen negativen Seelenzustände der menschlichen Natur und sind daher, wie Sie richtig erkannt haben, auch auf breitester Ebene anwendbar. Dr. Edward Bach selbst wünschte sich, daß seine Blütenkonzentrate künftig einen festen Platz in jeder Hausapotheke fänden. Tatsächlich werden die Bach-Blüten heute auf verschiedenen Kontinenten in vielen Ländern erfolgreich eingesetzt. Dennoch wäre es sicher unrealistisch, zu behaupten, daß **alle** Menschen immer auf die Blütenkonzentrate reagieren müßten. Zu gewissen Zeitpunkten ihrer Entwicklung fühlen sich verschiedene Menschen erfahrungsgemäß zu verschiedenen Therapieformen hingezogen und profitieren dann auch davon. Auch für die Bach-Blütentherapie gibt es bei jedem Menschen einen »richtigen« Zeitpunkt.

Manche Menschen, die von ihren eigenen positiven Erfahrungen mit den Bach-Blüten begeistert sind, versuchen in ihrem Überschwang sogleich, Angehörige, Freunde und Bekannte zu »missionieren« *(Vervain)*. Bei aller Begeisterung sollte man bedenken, daß die Bach-Blüten nicht für jeden beliebigen Menschen zu jedem beliebigen Zeitpunkt die richtige Therapie sein können.

2. Selbstbehandlung und Anwendung in der Familie

In diesem Kapitel erfahren Sie ...

... wo die Möglichkeiten und Grenzen der Selbsthandlung liegen.

... wie Sie die Bach-Blüten im Familienkreis anwenden können und was Sie dabei beachten sollten.

... wo Ihre eigenen Grenzen liegen, wenn Sie die Bach-Blüten für die Familie nutzen möchten.

Inwieweit kann man sich selbst mit den Bach-Blüten behandeln? Ist eine Selbstdiagnose überhaupt möglich?

Die praktischen Erfahrungen von nunmehr fast sechzig Jahren haben die Möglichkeiten und Grenzen der Selbstbehandlung mit den Bach-Blüten erkennen lassen. Die **Selbstbehandlung** – d. h. das Diagnostizieren des eigenen seelischen Befindens und die Auswahl der korrespondierenden Blüten – hat sich vor allem **in akuten seelischen Krisensituationen** bewährt. Akute negative Gefühle wie Erwartungsangst, Eifersucht oder Erschöpfung kann man in der Regel bei sich selbst leicht erkennen, und mit etwas Übung und dem nötigen Interesse lernt man rasch, die dafür

geeigneten Blüten richtig zu identifizieren. Hier ist die Selbstbehandlung sinnvoll und erfolgreich anzuwenden.
Im Unterschied zu derartigen, eher flüchtigen negativen Seelenzuständen kann man **chronische seelische Störungen** erfahrungsgemäß **nicht selbst behandeln.** Ernste psychische Beschwerden entziehen sich meist dem eigenen Erkennen, da hier auf unbewußter Ebene seelische Blockaden bestehen. Was man nicht wahrnimmt, kann man auch nicht diagnostizieren. In solchen Fällen empfiehlt es sich, den Rat eines geschulten Behandlers zu suchen. Im Verlauf einer Bach-Blütentherapie tauchen immer wieder neue Gefühlszustände auf, so daß der Konflikt im Gespräch mit dem Behandler allmählich Schicht für Schicht aufgearbeitet werden kann.
Nur Menschen, die ihre seelischen Konflikte bereits durch eine andere längerfristige Therapie (z. B. Jungsche Analyse, Gestalttherapie) bearbeitet haben, sind erfahrungsgemäß auch bei chronischen seelischen Störungen in der Lage, die richtigen Blüten für sich selbst zu wählen, weil ihre Selbstwahrnehmung durch die vorangegangene Therapie besser geschult ist. Eine Nachbehandlung durch Bach-Blütentherapie bringt in solchen Fällen häufig gute und schnelle Erfolge.

Woher weiß ich, ob ich mich selbst gut genug kenne, um mir eine eigene Mischung zuzubereiten? Wie kann ich Objektivität bei der Diagnose erreichen?

Selbsterkenntnis ist keine meßbare Größe, sondern eine Lebensaufgabe. Alte Weisheit liegt in der Aufforderung an den Menschen: »Erkenne dich selbst!«
Der Umgang mit den Bach-Blüten, mit den archetypischen menschlichen Seelenzuständen, fördert den Prozeß der Selbsterkenntnis. Machen Sie sich zunächst durch Lektüre

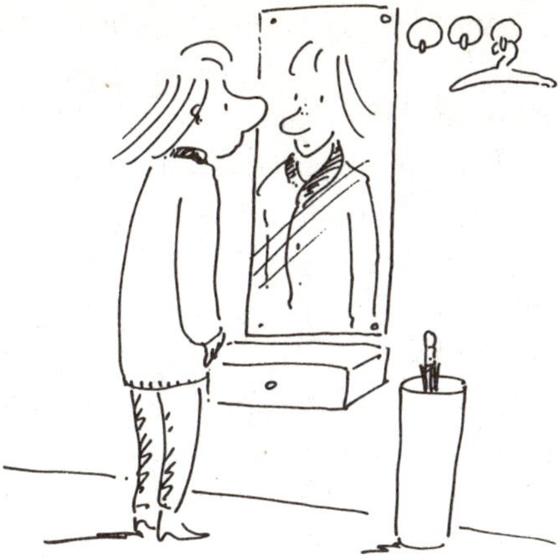

mit den Blütenkonzepten vertraut. Beim Lesen werden Sie feststellen, daß Ihnen einige der beschriebenen Gefühlsmuster vertraut erscheinen, andere erinnern Sie vielleicht an bestimmte Menschen aus Ihrer Umgebung. Bemühen Sie sich, auf Ihre eigenen Reaktionen zu achten. Bei der Auswahl der Blüten sollten Sie stets von Ihrem **momentanen** Gefühlszustand ausgehen. Treffen Sie unter diesem Aspekt einen Vorauswahl und konzentrieren Sie sich dann erneut auf die Beschreibungen der ausgewählten Blüten. Stellen Sie sich dabei die Frage: »Trifft dies wirklich auf mein **jetziges** Befinden zu?« Für das negative Gefühl Eifersucht *(Holly)* könnte die Überlegung beispielsweise so aussehen: »Ist das Gefühl der Eifersucht jetzt gerade bei mir akut? Ich kenne dieses Gefühl, da ich eifersüchtig veranlagt bin, aber habe ich jetzt wirklich konkreten Anlaß zur Eifersucht?« Sie werden sehen, daß sich die Anzahl der Blüten auf diese Weise reduzieren läßt, und werden allmählich Sicherheit im Erkennen der Blütenzustände gewinnen.

Eine zusätzliche Hilfe bei der Selbstbehandlung bietet der Diagnosefragebogen. Es kann auch hilfreich sein, eine Art »Bach-Blüten-Tagebuch« zu führen, in dem Sie Ihre jeweils akuten Gefühlsreaktionen notieren. Wichtig ist auch, die Reaktionen anderer auf das eigene Verhalten wahrzunehmen. Sie können auch versuchen, das Gespräch mit interessierten Freunden zu suchen, nachdem Sie für sich selbst vorgeklärt haben, welche Blüten akut sind. Die Reaktionen anderer können ein wichtiges Korrektiv für Ihre Selbsteinschätzung sein. In jedem Fall sollten Sie sich bemühen, die negativen Seelenkonzepte für sich selbst auch wirklich vorurteilsfrei zu betrachten. Alle 38 Zustände sind menschlich, und es ist keineswegs »schlimm«, wenn man die eine oder andere Blüte benötigt – mögen einem manche Zustände subjektiv auch »sympathischer« und akzeptabler erscheinen als andere.

Kann man bei der Eigendiagnose gravierende Fehler machen? Ist es »gefährlich«, wenn man selbst mit verschiedenen Blütenmischungen experimentiert?

Irrtümer bei der Selbsteinschätzung sind häufig, eine unzutreffend gewählte Blüte hat aber keinerlei negative oder gar »gefährliche« Wirkung. Nehmen wir einmal den – eher unwahrscheinlichen – Fall an, daß alle Blüten einer Mischung falsch gewählt wären. Dies hätte lediglich zur Folge, daß der Einnehmende keinerlei Wirkung verspüren würde. Es wirken jeweils nur die Blüten, die der Betreffende benötigt. Die Schwingungsenergie der jeweiligen Blüten kann nur dort harmonisieren, wo Disharmonie besteht. Man kann also unbesorgt eigene Erfahrungen mit den Bach-Blüten sammeln, wenn man die zuvor genannten Einschränkungen der Selbstbehandlung beachtet. Die Bach-Blüten sind kein Allheil- oder Wundermittel, sie bieten aber eine ausgezeichnete Möglichkeit zur Selbsterkenntnis und Persönlichkeitsentwicklung.

Muß man den eigenen psychischen Negativzustand bewußt erkennen, damit die Bach-Blüten wirken?

Nein, dies ist keine unabdingbare Voraussetzung; wenn Sie die richtige Blüte einnehmen, wird sich die harmonisierende Wirkung auch dann zeigen, wenn Sie Ihren akuten Zustand selbst nicht bewußt erkannt haben, sondern zum Beispiel ein Therapeut Ihnen diese Blüte verschrieben hat.

Für den Anfang ist lediglich eine grundsätzlich offene Haltung wichtig; Sie werden sich im Verlauf der Therapie mehr und mehr mit Ihren eigenen seelischen Negativhaltungen und den Seelenkonzepten der Blüten auseinandersetzen. Zwingen Sie sich also zu Beginn der Bach-Blütentherapie nicht dazu, alle Blüten nacheinander anhand der Literatur durchzuarbeiten. Es kann sehr verwirrend sein, die ausführlichen Beschreibungen der Blütenkonzepte zu lesen, vor allem dann, wenn man sich eigentlich noch gar nicht vorstellen kann, wie die seelischen Zustände in einer Blütenkombination ineinanderspielen. Man macht dann häufig auch den Fehler, alle Details der differenzierten Charakteristik einer Blüte auf sich beziehen zu wollen, was zu vorzeitiger Ablehnung oder Enttäuschung führen kann.

Die Erfahrungen von Ärzten und Heilpraktikern haben gezeigt, daß sich Patienten bei der ersten Blütenmischung noch wenig für den Inhalt interessieren, dann aber bei der zweiten und dritten Einnahmemischung mit fortschreitender Selbstentwicklung das starke Bedürfnis verspüren, sich mit den jeweiligen Seelenkonzepten intensiver auseinanderzusetzen. Auf diese Weise tritt man selbst immer mehr in die Beobachtung der eigenen Gefühlswelt ein.

Wenn ich bestimmte Blüten brauche, müssen dann die Zustände so auf mich zutreffen, wie sie in den Büchern beschrieben sind? Ich habe die Blüten, die mir der Arzt verordnet hat, nachgelesen und bei einigen bin ich regelrecht beleidigt !

Vielen Menschen geht es zu Beginn einer Bach-Blütentherapie so wie Ihnen. Sie versuchen, die Blüten durch Nachlesen der jeweiligen Beschreibungen sozusagen abzuhaken und merken dabei häufig, daß manches gar nicht auf sie zutrifft. Dies liegt unter anderem daran, daß die 38 negativen Seelenzustände in der Praxis selten isoliert und unvermischt in ihrer reinen archetypischen Form auftreten. In der individuellen seelischen Konstellation existieren zumeist gleichzeitig mehrere dieser Zustände in unterschiedlichen Schattierungen. Dies kann man bei sich selbst oft nur schwer nachvollziehen, besonders, wenn man mit der Wirkungsweise der Bach-Blüten noch nicht vertraut ist und meint, einige Blüten seien »schlimmer« als andere. Versuchen Sie, sich am Anfang noch nicht zu sehr mit der Literatur zu belasten, damit Sie sich wirklich vorurteilsfrei auf die Bach-Blütentherapie einlassen können. Besprechen Sie Ihre Zweifel und Einwände jedoch beim nächsten Besuch mit Ihrem Behandler.

Wie kann man entscheiden, ob Selbstbehandlung noch ausreicht bzw. wie erkennt man, ob es angebracht ist, fremde Hilfe zu suchen?

Wer das Gefühl hat, gut mit den Bach-Blüten arbeiten zu können und die Einnahme als positiv empfindet, wird kaum den Rat eines Behandlers benötigen.
Möglicherweise hat man aber bereits einige Monate Erfahrungen mit der Selbstbehandlung und meint nun, an einem

Punkt steckenzubleiben. Man hat zum Beispiel verschiedene Blüten gegen Minderwertigkeitsgefühle ausprobiert, das Selbstwertgefühl bleibt aber weiterhin schwach. Hier kann ein Gespräch mit einem erfahrenen Behandler weiterhelfen, der das Problem aus einer anderen Perspektive sieht. Er erkennt vielleicht einige zugrundeliegende Blütenzustände, auf die man selbst nie gekommen wäre, die aber einen entscheidenden Durchbruch schaffen.
Wenn man unter chronischen psychischen Problemen leidet – zum Beispiel periodische wiederkehrende Angstgefühle oder Phasen tiefer Resignation – und diese mit den Bach-Blüten bearbeiten möchte, sollte man immer den Rat eines geschulten Behandlers oder Therapeuten suchen. Chronische Zustände erfordern meist eine längere fachgerechte Behandlung. Gerade auch in solchen Fällen werden – häufig auch in Kombination mit einer psychotherapeutischen Behandlung – mit der Bach-Blütentherapie erstaunliche Erfolge erzielt.

Woran merke ich, ob ich für meine Mischung die richtigen Blüten gewählt habe?

Eine ganz einfache Erfolgskontrolle ist die Wirkung, die Sie verspüren. Wenn sich die negativen Gefühlszustände, die Sie mit Ihrer Mischung behandeln wollen, nach regelmäßiger Einnahme nicht verändern oder auflösen, haben Sie vermutlich die zugrundeliegenden Blütenkonzepte nicht erkannt oder gewisse Blüten zu früh eingenommen. Überprüfen Sie Ihre Wahl, indem Sie sich von neuem auf Ihr **momentanes** seelisches Befinden konzentrieren: Welche Gefühle herrschen vor? Was sind mögliche Ursachen für diese Gefühle? Beschäftigen Sie sich erneut eingehend mit den Seelenkonzepten der Blüten.
Wenn Sie nach der Einnahme der neuen Blütenmischung

wieder keine Wirkung verspüren sollten, suchen Sie das Gespräch mit einem erfahrenen Berater.

Ich habe selbst gute Erfahrungen mit den Bach-Blüten gemacht und würde mit den Essenzen nun auch gern anderen Menschen helfen. Darf ich die Bach-Blüten anderen »verordnen«?

Im deutschsprachigen Raum herrschen hierzu unterschiedliche gesetzliche Bestimmungen. Über den derzeitigen Stand informiert Sie der Anhang.

Die Selbstbehandlung mit Bach-Blüten

- zur seelischen Gesundheitsvorsorge
- zur Harmonisierung *akuter* seelischer Krisensituationen
- zur seelischen Unterstützung der medizinischen Behandlung von körperlichen Krankheiten

- nicht empfohlen bei chronischen seelischen Problemen, da hier der nötige Abstand fehlt
- nicht geeignet zur direkten Behandlung körperlicher Krankheiten

Ich arbeite in einem Steuerfachbüro und habe im Kollegenkreis begeistert von den Bach-Blüten erzählt. Nun werde ich von allen Seiten bestürmt, den Leuten ihre passenden Blüten zu nennen. Was soll ich tun?

Blütenempfehlungen unter Freunden und Bekannten sind in manchen Kreisen schon eine Art psychologisches »Gesellschaftsspiel«. Sicher kann man anderen Menschen schon dadurch weiterhelfen, daß man die Bach-Blütentherapie mit ihnen diskutiert oder auch Bücher empfiehlt. Weiter sollte Ihre Hilfe jedoch nicht gehen. Bedenken Sie, daß Sie als Steuerfachgehilfin nicht über die therapeutische Erfahrung eines ausgebildeten Arztes, Psychologen oder Heilpraktikers verfügen und daher keine Verantwortung für das Seelenheil anderer übernehmen können.

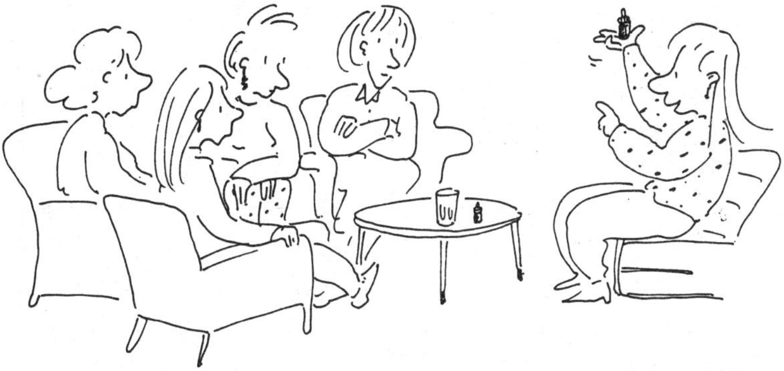

Es wird doch immer wieder betont, daß die Bach-Blüten völlig ungefährlich und frei von Nebenwirkungen sind. Also kann ich sie doch unbedenklich meiner besten Freundin weitergeben. Gibt es dagegen irgendwelche Bedenken?

Es kann leicht geschehen, daß man im Schwung der eigenen Begeisterung den Blick für die Situation des anderen verliert. Vielleicht ist der Zeitpunkt für eine Bach-Blüteneinnahme noch nicht gekommen, vielleicht ist der Freund oder die Freundin gar nicht bereit, sich auf einen inneren Entwicklungsschritt einzulassen. Vielleicht ist man selbst aufgrund der seelischen Verbundenheit zu subjektiv, um den Zustand des anderen objektiv zu erfassen, und übersieht daher wichtige Blüten. In einem solchen Fall riskiert man, daß die ganze Bach-Blütentherapie pauschal als wirkungslos abgelehnt wird. Es ist möglich, daß man aus mangelnder Erfahrung und Selbstüberschätzung anderen so den Zugang zu der heilenden Energie der Blüten für immer versperrt. Außerdem schätzt man vielleicht die seelischen und körperlichen Symptome des anderen völlig falsch ein und maßt sich die Rolle eines Beraters an, wo dringend fachkundige Hilfe angezeigt wäre.

Wie verläuft die Ausbildung in der Bach-Blütentherapie – kann ich mich z. B. zur Bach-Blütentherapeutin ausbilden lassen?

Die Ausbildung in der Bach-Blütentherapie folgt den unterschiedlichen gesetzlichen Bestimmungen in den drei deutschsprachigen Ländern und wird in der Regel als Zusatzausbildung zu einer schon vorhandenen Fachausbildung angeboten.
So gibt es z. B. in Österreich ein Ausbildungsprogramm für Ärzte, welches drei Wochenendseminare und laufende schriftliche Dokumentation praktischer Erfahrungen umfaßt (nähere Auskünfte bei der *Österreichischen Ärztegesellschaft Dr. med. E. Bach,* Wien).
Ein ähnliches Ausbildungsprogramm für Fachleute soll künftig auch in Deutschland und in der Schweiz eingerichtet werden. Die meisten auf den Therapeutenlisten des Bach Centre genannten Behandler sind Absolventen früherer Fachseminare oder haben an dem Ausbildungsprogramm teilgenommen.
Seminare zur Weiterbildung und Vertiefung der Kenntnisse in der Bach-Blütentherapie werden auch für interessierte

Laien angeboten, diese berechtigen aber zu keiner beruflichen Anwendung der Bach-Blütentherapie.
Sogenannte »Ausbildungen zum Bach-Blütenberater« mit Diplom oder Zertifikat führen manchen Gutgläubigen in die Irre, weil sie jeder Rechtsgrundlage entbehren. Sie nutzen ausschließlich dem Anbieter und schaden dem Ansehen des Werkes von Edward Bach.
Wenn Sie die Bach-Blüten beruflich einsetzen wollen, sollten Sie sich zunächst nach den in Ihrem Land geltenden gesetzlichen Bestimmungen erkundigen.

Wie kann ich meine Familie mit Bach-Blüten behandeln, wenn ich außer Selbstbehandlung wenig Erfahrung habe?

Zwar sind den Menschen die seelischen Probleme der eigenen Familie gewöhnlich sehr nahe, andererseits ist die Behandlung von engen Familienmitgliedern oft schwierig, weil man selbst Teil der Familienstruktur ist und somit die neutrale wertfreie Einschätzung des anderen häufig schwerfallen muß. Achten Sie darauf, bei der Auswahl der Blüten auch wirklich ausschließlich vom **akuten** Befinden auszugehen. Fordern Sie den Partner oder das Kind auf, seine momentane Gefühlslage genau zu schildern, und klären Sie nach Möglichkeit im Gespräch, ob Ihre Blütenwahl vom anderen akzeptiert wird.
Sie sollten Ihre Angehörigen auch nicht zur Einnahme nötigen, weil Sie der Ansicht sind, daß diese die Bach-Blüten brauchen. Sie können ihnen Ihre eigenen positiven Erfahrungen schildern und dabei anbieten, mit Ihnen gemeinsam passende Blüten auszusuchen, falls sie dies möchten. Es wird aber wenig bewirken, jemandem die Blütenessenzen zu »verordnen«, der sich innerlich dagegen sträubt. Die Erfahrung hat gezeigt, daß die Tropfen in solchen Fällen häu-

fig vergessen werden bzw. die Einnahme als unangenehm empfunden wird. Respektieren Sie also auch eine Ablehnung, selbst wenn Sie glauben, die Bach-Blüten könnten dem Betreffenden helfen. Versuchen Sie auf keinen Fall, alte chronische Probleme innerhalb Ihrer Familiensituation auf eigene Faust mit den Bach-Blüten anzugehen. Gerade im Gefüge der Familie bestehen bestimmte seelische Haltungen oft schon seit vielen Jahren. Als Teil dieses komplexen seelischen Beziehungsgeflechts sind Sie wahrscheinlich ungeeignet, die richtige Diagnose zu stellen. Es ist interessant zu beobachten, daß Veränderungsprozesse innerhalb der Familienkonstellation schon dadurch in Gang gesetzt werden können, daß ein einziges Familienmitglied Bach-Blüten nimmt. Wenn Sie Ihre Familiensituation über die Harmonisierung akuter Zustände hinaus auf der Ebene der chronischen Gefühlsstrukturen bearbeiten möchten, sollten Sie erwägen, gemeinsam einen in Bach-Blütentherapie geschulten Familientherapeuten aufzusuchen.

Bach-Blüten für meine Familie

- als Hilfestellung in *akuten* seelischen Krisensituationen, z. B. Schulwechsel, Prüfung, Todesfall etc.
- begleitend zur medizinischen Therapie körperlicher Krankheiten (hier Absprache mit dem Behandler wünschenswert)
- Behandlung chronischer seelischer Negativhaltungen von Familienmitgliedern ist nur mit fachlicher Unterstützung möglich

Wenn ich für jemanden aus der Familie eine Blütenmischung zusammenstellen möchte, wie gehe ich dann am besten vor?

Zeigt sich ein Angehöriger interessiert und aufgeschlossen, so erklären Sie kurz, wie die Bach-Blüten wirken, und berichten Sie von Ihren eigenen positiven Erfahrungen. Bevor Sie für den Betreffenden eine Mischung zusammenstellen, lassen Sie ihn schildern, wie er sich momentan fühlt. Es ist durchaus möglich, daß Ihre eigene Einschätzung anders aussieht. Bedenken Sie, daß ausschließlich die **akuten negativen Gemütszustände** behandelt werden sollten. Oft fließen eigene, weit zurückliegende Erfahrungen mit den Betreffenden oder eigene Wünsche in unser Urteil über andere ein. Dies ist unter Familienmitgliedern naturgemäß ausgesprochen häufig. Prüfen Sie daher Ihre Einschätzungen besonders sorgfältig, wenn Sie die Blüten für Angehörige auswählen. Nach Möglichkeit sollten Sie Ihre Wahl mit dem Betreffenden besprechen. Entsprechen die gewählten Blüten tatsächlich seinem momentanen Befinden? Spätestens zu diesem Zeitpunkt sollte ihm klargeworden sein, daß die Blütenessenzen keineswegs wie herkömmliche Medikamente betrachtet werden sollten. Für jemanden, der gewohnt ist, körperliche und seelische Symptome mit Pharmazeutika zu therapieren, ist Bach-Blütentherapie zunächst ein neues, oft fremdes Konzept, weil es ihn zur inneren Aktivität und Mitarbeit auffordert. Weisen Sie daher bei Interesse auch auf entsprechende Literatur hin. In jedem Fall sollten Sie auch nach der Zubereitung der Mischung für den Betreffenden ansprechbar bleiben.

Versuchen Sie nicht, chronische psychische Beschwerden bei Angehörigen mit den Blütenessenzen zu behandeln. Sie können statt dessen anregen, daß das Familienmitglied Rat bei einem Fachbehandler sucht.

Meine Schwägerin möchte gerne die Bach-Blüten einnehmen, ist aber im Gespräch äußerst verschlossen. Wie komme ich auf die richtigen Blüten?

Möglicherweise ist die mangelnde Kooperationsbereitschaft ein Anzeichen dafür, daß die innerseelischen Voraussetzungen für eine Veränderung zu diesem Zeitpunkt noch nicht gegeben sind, d. h. Ihre Schwägerin unbewußt die Blüten jetzt noch gar nicht einnehmen möchte.
Wenn sich – wie im Fall Ihrer Schwägerin – die Auswahl der Blüten im gemeinsamen Gespräch schwierig darstellt, kann man beispielsweise den Diagnosefragebogen zu Hilfe nehmen. Lassen Sie der Betreffenden genügend Zeit und Ruhe zum Ausfüllen. Die Auswertung der Fragen gibt Ihnen Aufschluß darüber, wie die Person ihre eigene Situation einschätzt. Vergleichen Sie die so ermittelten Blüten mit Ihrer eigenen Vorauswahl und suchen Sie erneut das Gespräch. Entscheiden Sie dann gemeinsam, ob eine Einnahme zu diesem Zeitpunkt sinnvoll ist.

Mein Mann neigt zu jähzornigen Gefühlsausbrüchen. Ich denke, daß die Bach-Blüten ihm helfen könnten, weiß aber, daß er »solches Zeug« von vornherein ablehnt. Darf ich ihm die Bach-Blüten ohne Wissen heimlich geben?

Diese Form der Anwendung entspricht sicher nicht der Idee von Edward Bach, und man wird damit in der Regel auch kaum die erwünschte Wirkung erzielen können. »Heile dich selbst« heißt ja das Grundprinzip der Bach-Blütentherapie, also muß als Voraussetzung die innere Bereitschaft zur Veränderung gegeben sein. Zudem unterstützt das bewußte

Wahrnehmen der eigenen negativen Gemütszustände den therapeutischen Prozeß.
Vermutlich handelt es sich im Fall Ihres Mannes um ein chronisches negatives Gefühlsmuster, das einer eingehenden Bearbeitung bedarf. Wohlmeinende heimliche Bach-Blütengaben würden bestenfalls einen vorübergehenden Ausgleich schaffen, aber zu keiner dauerhaften positiven Verhaltensänderung führen.
Dagegen kann die Verabreichung der Notfalltropfen *(Rescue)* als Erste-Hilfe-Maßnahme – zum Beispiel in akuten beruflichen oder familiären Streßsituationen – auch ohne Wissen des Betroffenen sinnvoll sein, wie die Praxis immer wieder zeigt: mancher ist über die Notfalltropfen zur Bach-Blütentherapie gekommen. Letztlich handelt es sich aber um eine Gewissensfrage, die jeder für sich selbst beantworten muß.

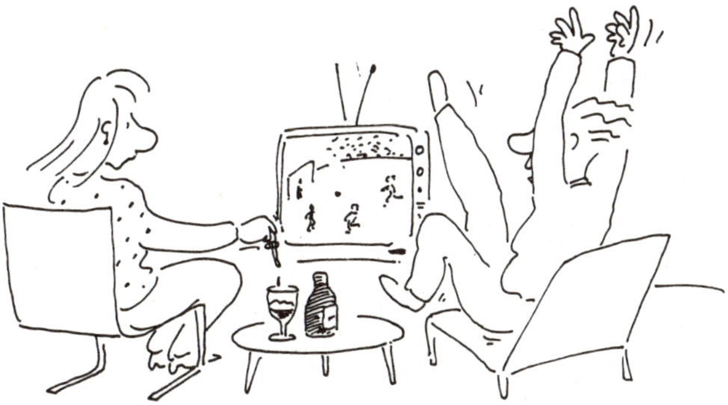

3. Gleichzeitige Anwendung von Bach-Blüten und anderen Therapien

In diesem Kapitel erfahren Sie ...

... wie sich die Bach-Blütentherapie mit anderen Behandlungsformen kombinieren läßt.

... welche Kombinationen sinnvoll sind.

Verträgt sich die Bach-Blütentherapie mit anderen naturheilkundlichen Verfahren?

Grundsätzlich läßt sich die Bach-Blütentherapie gut mit Therapien der Naturheilkunde verbinden. Besonders günstig ist die Ergänzung mit sogenannten ausleitenden Verfahren, die viele Behandler zur körperlichen Reinigung einsetzen. Die Entgiftung erfolgt über Darm, Niere oder Haut. Mit den Bach-Blüten werden seelische Schlacken in Bewegung gebracht, die sich im Gefühlskörper abgelagert haben.

Kann man Bach-Blüten auch dann einnehmen, wenn man vom Arzt andere Medikamente verordnet bekommen hat?

Ja, Sie können unbesorgt mit der Einnahme der Blütenkonzentrate fortfahren, da herkömmliche allopathische Medikamente auf der Körperebene wirken, die Bach-Blüten aber auf der Seelenebene. Es wurde keine gegenseitige Beeinflussung der Wirkung festgestellt. Häufig harmonisiert sich der seelische Zustand des Patienten mit Hilfe der Bach-Blüten so weit, daß die übrige Medikation spürbar reduziert, in Einzelfällen auch ganz eingestellt werden kann.

Ich nehme seit einiger Zeit Psychopharmaka gegen meine seelischen Beschwerden. Kann ich die Bach-Blüten zusätzlich nehmen?

Zwar kann die Reaktionsfähigkeit auf die feinen energetischen Impulse der Blüten durch die Langzeiteinnahme von Psychopharmaka in Einzelfällen erfahrungsgemäß herabgesetzt sein, dies läßt sich aber nur von Fall zu Fall beurteilen. Es gibt eine einfache Methode, mit der man herausfinden kann, inwieweit man derzeitig auf die Blütenkonzentrate anspricht: Nehmen Sie in einer einschlägigen seelischen Krisensituation *Rescue* ein und beobachten Sie, ob Sie eine leicht harmonisierende Wirkung verspüren. In diesem Falle wäre eine Bach-Blütentherapie sinnvoll.
Unterrichten Sie Ihren behandelnden Arzt oder Therapeuten von Ihrer Absicht, die Bach-Blüten einzunehmen. Viele Fachärzte reagieren heute positiv, wenn Patienten diese Eigeninitiative zeigen. Häufig haben die Bach-Blüten schon dazu beigetragen, daß Patienten den Konsum von Psychopharmaka reduzieren oder ganz aufgeben konnten.

Ich nehme schon seit einiger Zeit die Bach-Blüten und möchte in Kürze mit einer psychotherapeutischen Behandlung anfangen. Vertragen sich diese beiden Behandlungsformen, oder muß ich die Blüten absetzen?

Sie sollten die Blütenkonzentrate keinesfalls absetzen, wenn Sie sich in psychotherapeutische Behandlung begeben, im Gegenteil. Möglicherweise ist dieser Entschluß, den eigenen seelischen Problemen auf den Grund zu gehen, bereits ein Ergebnis Ihrer Selbstbehandlung mit den Bach-Blüten. Die Praxis hat gezeigt, daß sich beide Methoden sehr positiv ergänzen. Psychologen berichten, daß der therapeutische Prozeß unter Mitwirkung der Bach-Blüten häufig beschleunigt und dynamisiert wird. Beide Methoden haben ja die Entwicklung und Stabilisierung der Persönlichkeit zum Ziel.

Kann man auch unter astrologischen Gesichtspunkten mit der Bach-Blütentherapie arbeiten?

Auch auf dem Gebiet der alternativen Heilverfahren wird viel experimentiert, und es erscheint immer wieder reizvoll, im Namen der Ganzheitlichkeit verschiedene Ansätze miteinander zu verknüpfen. So hat es auch verschiedentlich Versuche gegeben, die archetypischen Seelenkonzepte der Bach-Blüten mit dem Symbolsystem der Astrologie in Verbindung zu bringen. Die bisherigen Ergebnisse haben allerdings bisher die seriösen Vertreter beider Richtungen noch nicht überzeugen können. Es ist also zur Zeit nicht zu empfehlen, die Blütenauswahl aufgrund astrologischer Kriterien zu treffen.

Kann man die Bach-Blütentherapie mit der klassischen Hochpotenz-Homöopathie verbinden?

Die praktische therapeutische Erfahrung sagt hier, daß es nicht sehr zweckmäßig ist, beide Behandlungsformen gleichzeitig einzusetzen. Zwar hindern sich Bach-Blütentherapie und Hochpotenz-Homöopathie objektiv gesehen nicht in ihrer Wirkung, dennoch ist eine Kombination beider Verfahren im Wechsel vorzuziehen. Dies ermöglicht dem jeweiligen Behandler einen besseren Überblick über den Therapieverlauf und somit das gezielte, wirkungsvolle Einsetzen der jeweiligen Methode. Obwohl beide feinstoffliche Verfahren sind, haben die Bach-Blütentherapie und die Homöopathie nicht völlig identische therapeutische Ziele und Wirkungsebenen. Es wird interessant sein, die weitere Entwicklung auf diesem Gebiet zu verfolgen.

Ich habe einmal im Monat eine Sitzung mit psychi-

scher Massage, außerdem gehe ich regelmäßig zur Farbakupunktur und hin und wieder zum Rebirthing. Auf die Bach-Blüten reagiere ich sehr stark – ich finde, daß immer mehr heftige Gefühle hochkommen. Habe ich vielleicht die falschen Blüten ausgewählt?

Schon Hippokrates sagte, daß man sich nicht mehreren Therapien gleichzeitig unterziehen solle. Gerade Therapieformen, die alle – wie die von Ihnen genannten – auf feinstoffliche Ebenen des Menschen zielen, sind heute noch schwer objektivierbar und zu wenig erforscht. Es ist durchaus denkbar, daß die vielen gleichzeitigen Behandlungen den Energiekörper überstimulieren.
Um die Überreaktion auf der energetischen Ebene abzumildern, wäre jetzt allenfalls *Rescue* angezeigt. Die Bach-Blütentherapie sollte man also nicht gleichzeitig mit Therapien durchführen, die ebenfalls auf den Energiekörper wirken. Nur dann kann man die eigenen Reaktionen wirklich genau beobachten und die feine Energie der Blütenkonzentrate optimal für seine Entwicklung nutzen.

Ist die Verbindung von Bach-Blütenbehandlung und Atemtherapie sinnvoll?

Diese Kombination ist erfahrungsgemäß sehr effektiv, da sich beide Methoden sinnvoll ergänzen. Durch die Atemtherapie wird die Ausscheidung der »emotionalen Schlacken« gezielt stimuliert, und die Bach-Blütentherapie liefert häufig dort neue Heilimpulse, wo die Atemtherapie ihre natürlichen Grenzen erreicht.

Worin besteht eigentlich der Unterschied zwischen Bach-Blütentherapie und Aromatherapie, da es sich doch in beiden Fällen um Pflanzenessenzen handelt?

Es handelt sich hierbei um zwei grundsätzlich verschiedene Methoden, wobei die Bezeichnung Essenzen gelegentlich zusätzliche Verwirrung schafft.
In der Aromatherapie werden Auszüge bestimmter Pflanzen, sogenannte ätherische Öle verwendet. Diese »Essenzen« sind die durch Wasserdampfdestillation, Extraktion oder Pressung gewonnenen Duftstoffe der Pflanzen, enthalten also weitgehend **physische** Bestandteile der jeweiligen Pflanze. Das Anwendungsspektrum der ätherischen Öle ist breit, sie können eingenommen werden, dienen zur Beduftung von Räumen, als Badezusatz oder werden beim Kochen verwendet. Sie wirken harmonisierend auf der körperlichen und der seelisch-geistigen Ebene, wobei sie im Gegensatz zu den Bach-Blüten ein breiteres und weniger spezifisches Wirkungsspektrum besitzen.
Die Bach-Blütenkonzentrate enthalten keine materiellen pflanzlichen Bestandteile, sie sprechen gezielt den »Gefühlskörper« des Menschen an.
Sie werden nach einem speziellen von Dr. Bach entwickelten homöopathieähnlichen Potenzierungsverfahren in England hergestellt. Die 38 Blütenkonzentrate sind zur Einnahme bestimmt und bilden ein in sich geschlossenes vollständiges System, wobei jede Blüte einem archetypischen negativen Gemütszustand entspricht. Durch die Bach-Blütentherapie lassen sich die Ursachen seelischer Mißstimmungen Schritt für Schritt gezielt erkennen und in positive Verhaltensmuster umwandeln.
Im Prinzip können sich Bach-Blüten und ätherische Öle in ihrer Wirkung unterstützen. Für die Einnahme der Bach-Blüten und die innerliche Bearbeitung der Seelenkonzepte kann man sich durch die Öle zusätzlich eine harmonische Duftatmosphäre schaffen.

III

Anwendungspraxis – Möglichkeiten und Grenzen

I. Bach-Blüten bei seelischen Beschwerden

In diesem Kapitel erfahren Sie ...

... wie die Bach-Blüten Ihnen helfen können, seelische Alltagsprobleme besser zu meistern.

... wie die Bach-Blüten in akuten Fällen zur Harmonisierung des seelischen Befindens beitragen.

... in welchen Fällen Sie sich an einen erfahrenen Arzt oder Therapeuten wenden sollten.

Eine Freundin hat mir von der Bach-Blütentherapie erzählt. Kann ich mit den Bach-Blüten meine seelischen Probleme selbst behandeln?

Ja, aber nur bis zu einem gewissen Grad. Stimmungsschwankungen im Alltag und akute, vorübergehende negative Gemütszustände kann man mit den Bach-Blüten bei sich selbst oft mit gutem Erfolg behandeln. Wenn Sie sich eine Weile mit den 38 verschiedenen Seelenkonzepten beschäftigt haben, wird sich Ihre Wahrnehmung für Ihre eigenen wechselnden Stimmungslagen schärfen. Sie werden allmählich lernen, die Negativzustände zu identifizieren, um sie mit Hilfe der entsprechenden Blütenkonzentrate selbst ins Positive wenden zu können.

Wenn Sie sich dagegen auf einer tieferen Ebene mit Ihrer persönlichen psychischen Problematik auseinandersetzen möchten, sollten Sie dies nicht ohne Unterstützung von außen tun. Hier geht es meist um seelische Fehlhaltungen, die sich über viele Jahre hindurch verfestigt haben und so zu chronischen Strukturen geworden sind. Die Bach-Blüten werden gerade auch in der Behandlung solcher chronischen negativen Seelenzustände erfolgreich eingesetzt, allerdings von therapeutisch oder medizinisch geschulten Fachleuten. Überlegen Sie also, auf welcher Ebene Sie mit den Bach-Blüten arbeiten möchten.

Ist es nicht letztendlich ein Zeichen von psychischer Schwäche, wenn man zur Bewältigung von seelischen Alltagsnöten immer gleich zur entsprechenden Bach-Blüte greift?

Ob man in seelischen Alltagsnöten schnell oder nur dann zu den Bach-Blüten greift, wenn man in einer seelischen Sackgasse steckt, hängt ganz vom persönlichen Naturell ab. Grundsätzlich spricht nichts dagegen, vorübergehend auftretende negative Gefühlszustände mit Hilfe der Bach-Blüten wieder ins Gleichgewicht zu bringen. Man braucht auch nicht zu befürchten, daß durch die wiederholte Einnahme eine physische oder psychische Abhängigkeit entsteht, wie das bei herkömmlichen Medikamenten der Fall sein kann. Im Gegenteil: die Bach-Blüten fördern die Ich-Stärke, indem sie mit ihrer Schwingungsenergie die positiven Persönlichkeitspotentiale unterstützen. Die Annahme, man würde durch die Einnahme der Blüten »psychische Schwäche« zeigen, deutet an sich bereits auf einen negativen Seelenzustand hin *(Rock Water)*. Es ist kein Zeichen von Charakterschwäche, wenn man sich der sanften Hilfestellung der Bach-Blüten bedient, um seinem inneren Selbst näher zu kommen.

Edward Bach formuliert dies so: »Es ist so einfach: wenn man friert, sollte man sich etwas Warmes überziehen; ist man hungrig, sollte man etwas essen; wacht man eines Morgens auf und hat kein Selbstvertrauen, sollte man ein paar Tropfen *Larch* nehmen.«

Zielsetzung der Bach-Blütentherapie

✧ Wiederherstellung der Verbindung zur eigenen Seele, auch Höheres Selbst, göttlicher Funke oder innerer Arzt genannt.

Durch:

Reharmonisierung negativer seelischer Verhaltensmuster, z. B. aus Ungeduld wird Geduld.

Damit:

Reaktivierung der seelischen und körperlichen Selbstheilungskräfte nach dem Heile-Dich-selbst-Prinzip.

Ich würde gerne einen anderen Charakter haben und so durchsetzungsfähig und energisch wie meine Schwester sein. Kann ich das mit den Bach-Blüten erreichen?

Wenn diese Eigenschaften in Ihrer Persönlichkeit angelegt sind, aber bisher – beispielsweise durch Erziehung – unterdrückt wurden, können Ihnen die Bach-Blüten dabei helfen, diese Züge zu entwickeln. Vielleicht haben Sie aber auch ganz andere positive Eigenschaften als Ihre Schwester. Wie dem auch sei – Sie können auf keinen Fall Ihren eigenen Charakter ändern oder so wie Ihre Schwester werden. Die Bach-Blüten können Sie aber dabei unterstützen, so zu werden, wie Sie selbst als Mensch »gedacht« sind; Ziel der Bach-Blütentherapie ist nicht die Veränderung, sondern die **Entwicklung** der eigenen Persönlichkeit. Das Bachsche Heilverfahren ist geprägt von dem Geist, der aus den Worten spricht: »Sei ganz du selbst«, »Werde, wer du bist!«

Der Wunsch, den eigenen Charakter ändern zu wollen, deutet auf eine große innere Unzufriedenheit hin, die grundsätzlich nicht negativ ist. Selbstablehnung ist hingegen eine negative Einstellung, die Sie daran hindert, Ihren eigenen Weg zu gehen. Die Bach-Blüten können helfen, den Menschen auf diesen Weg zu sich selbst zurückzuleiten, indem sie die Entwicklung seiner positiven Potentiale stimulieren, so daß er seine Schwäche selbst überwinden kann. Der individuelle Charakter wird also nicht verändert, sondern gleichsam veredelt.

Können die Bach-Blüten auch bei depressiven Verstimmungen helfen?

Depressive Störungen aller Art gehören zu den am weitesten verbreiteten seelischen Beschwerden unserer Zeit, das sieht man auch an der Zahl der Anfragen, die das Bach Centre diesbezüglich erreichen. Daran wird deutlich, daß heute immer mehr Menschen die Verbindung zum Höheren Selbst verloren haben. Leider kann man auch hier kein »Pauschalrezept« geben, da die depressive Gestimmtheit immer in ihrer **individuellen** Ausprägung berücksichtigt werden muß. Allgemein lassen sich bei der Behandlung vorübergehender depressiver Verstimmungen mit den Bach-Blüten gute Erfolge erzielen. Viele Menschen haben durch die Bach-Blüten einen Weg gefunden, ihre negativen Stimmungen bewußter wahrzunehmen und schließlich selbst zu überwinden. An depressiven Zuständen sind erfahrungsgemäß häufig ein oder mehrere Seelenkonzepte der folgenden Blüten beteiligt:

- *Gentian* (man ist skeptisch bis pessimistisch, läßt sich leicht entmutigen und erwartet Fehlschläge),
- *Elm* (man hat das vorübergehende Gefühl, seiner Aufgabe nicht gewachsen zu sein),
- *Larch* (man hat zu wenig Selbstvertrauen und fühlt sich anderen daher unterlegen),
- *Gorse* (man ist ohne Hoffnung und meint, keine Kraft mehr für einen neuen Anlauf zu haben),
- *Mustard* (man wird von Zeit zu Zeit von tiefer Traurigkeit erfaßt, ohne zu wissen warum),
- *Willow* (man ist verbittert und fühlt sich als Opfer des Schicksals),
- *Sweet Chestnut* (man hält seine Lage für ausweglos und ist zutiefst verzweifelt),
- *Olive* (man fühlt sich am Ende seiner Kraft, körperlich und seelisch ausgelaugt),
- *Wild Rose* (man hat an nichts mehr Freude und lebt völlig apathisch in innerer Teilnahmslosigkeit vor sich hin).

Diese Aufzählung ist weder vollständig noch als verbindlich zu betrachten; entscheidend für die Auswahl der Blüten ist die **akute individuelle** seelische Konstellation des Betroffenen.

Die Therapie **chronischer** depressiver Zustände darf nur unter Aufsicht eines erfahrenen Facharztes erfolgen. Die Negativhaltungen sind hier bereits tief in der seelischen Struktur des Betreffenden verankert und entziehen sich meist seiner Einsicht. Man sollte sich aber auch dann auf eine längere Behandlungsdauer einstellen und keine »Wunderheilung« erwarten. Viele Fachärzte nutzen und schätzen heute die Bach-Blütentherapie als unterstützende therapeutische Maßnahme bei der Behandlung depressiver Patienten.

Können die Bach-Blüten eine Psychotherapie ersetzen?

Die vorliegenden Erfahrungen zeigen, daß sich beide Verfahren sinnvoll unterstützen und ergänzen können. Es muß von Fall zu Fall entschieden werden, welche Form der Therapie schwerpunktmäßig sinnvoll ist. Ein wichtiges Indikationsgebiet der Bach-Blütentherapie sind chronische seelische Fehlhaltungen, die ja auch Gegenstand einer psychotherapeutischen Behandlung sind. Die Bach-Blüten helfen, chronische negative Seelenzustände bewußt zu machen, und geben gleichzeitig positive Impulse, die die Persönlichkeit bei der Überwindung alter negativer Verhaltensmuster unterstützen. Die psychotherapeutische Praxis bestätigt, daß der psychotherapeutische Prozeß durch Kombination mit der Bach-Blütentherapie schneller in Gang kommt und zielgerichteter verläuft.

Ich befinde mich zur Zeit in psychotherapeutischer Behandlung und bin verstärkt mit meiner Vergangenheit und Kindheit beschäftigt. Kann ich mit den Bach-Blüten als Kind erlebte Kränkungen und Ängste behandeln?

Ja, sogar sehr gut. Im Laufe einer Therapie werden »vergessene«, oft über lange Zeit verdrängte Erlebnisse und die damit verbundenen Gefühle ins Bewußtsein gebracht. Erfahrungsgemäß kann der therapeutische Prozeß gefördert werden, wenn man die jeweils aktivierten seelischen Negativhaltungen mit der Einnahme der entsprechenden Blüten begleitet. Viele Psychotherapeuten ermutigen ihre Klienten, während bestimmter Therapiephasen zusätzlich einige Bach-Blüten einzunehmen, da bestimmte seelische Prozesse dann gezielter verlaufen.

Gibt es Erfahrungen mit dem Einsatz von Bach-Blüten bei psychiatrischen und geistig behinderten Patienten?

Es ist erfreulich, zu beobachten, daß immer mehr Behandler aus diesen Fachgebieten gegenüber der Bach-Blütentherapie aufgeschlossen sind, wobei auf der Hand liegt, daß eine ausschließliche Behandlung mit Bach-Blüten in den seltensten Fällen möglich ist. Werden die Blütenkonzentrate dagegen als unterstützende Therapie eingesetzt, sind in vielen Fällen überraschend positive Wirkungen zu verzeichnen. Wichtige Voraussetzung für die Mitbehandlung durch Bach-Blüten ist die Schaffung eines Rahmens, in dem ein seelischer Prozeß stattfinden kann. Aus psychiatrischen Kreisen wird berichtet, daß die Gedanken und Gefühlsreaktionen der Patienten unter Verabreichung von Bach-Blüten eine positivere Richtung nehmen bzw. diese überhaupt erstmals therapierbar werden. Durch den Einsatz der Blütenkonzentrate gelang es fast immer, Gaben von Psychopharmaka zu reduzieren.

Ich habe mich dazu entschlossen, eine Bach-Blütentherapie zu beginnen, weil ich gerne gründlicher an meinen seelischen Negativhaltungen arbeiten möchte. Wie finde ich einen geeigneten Behandler?

Sollten Sie keine Behandlerempfehlung von dritter Seite haben, können Sie sich an die Büros des Bach Centre wenden, das Ihnen Therapeutenlisten von in der Bach-Blütentherapie erfahrenen Ärzten oder Heilpraktikern zusendet. Bei Behandlerempfehlungen aus dem Bekanntenkreis sollte man sich durch ein Vorgespräch vergewissern, über welche Ausbildung der in Aussicht genommene Behandler verfügt und ob er in der Tat die Blütentherapie im Sinne Bachs betreibt, d. h. nach den in der Standardliteratur dargestellten Behandlungsprinzipien vorgeht.

Ich bin häufig sehr nervös, können mir die Bach-Blüten helfen?

»Nervosität« ist ein Sammelbegriff für eine Reihe von disharmonischen Seelenzuständen, kann viele Ursachen haben und sich unterschiedlich äußern. Um herauszufinden, welche Blüten für Sie in Frage kommen könnten, müßten Sie Ihre nervösen Beschwerden genauer schildern. In welchen Situationen werden Sie nervös, und wie äußert sich Ihre Unruhe? Nervöse Zustände sind mitunter mit Gefühlen der Ängstlichkeit *(Mimulus)* verbunden. Manche Menschen reagieren äußerst sensibel und »nervös« auf ihre äußere Umgebung und spüren z. B. bereits beim Betreten eines Raumes die konfliktgeladene Atmosphäre *(Aspen)*. Eine andere Art von Nervosität empfindet jemand, der in einem Geschäft voller Ungeduld darauf wartet, endlich an die Reihe zu kommen *(Impatiens)*. Wieder anders »nervös« sind Menschen, die an ihren eigenen Fähigkeiten zweifeln *(Elm, Larch)*.
Diese Beispiele zeigen nur einige der möglichen Erscheinungsformen von Nervosität. Überlegen Sie gründlich, welche Gefühle Ihre nervösen Phasen begleiten, und beschäftigen Sie sich dann mit den 38 Seelenkonzepten der Bach-Blüten. Mit einiger Beobachtung werden Sie lernen, die geeigneten Blütenkonzepte selbst zu erkennen.

Welche Blüte oder Blüten eignen sich, wenn man sich von Gedanken belastet fühlt?

Hornbeam ist angezeigt, wenn einem der Kopf schwer ist und man sich geistig überlastet und erschöpft fühlt, wenn dabei das Gefühl der Trägheit und Schwerfälligkeit überwiegt. Im *White Chestnut*-Zustand ist der gesamte Denkapparat überreizt, Gedanken, Bilder, Töne kreisen unaufhörlich im Kopf und man ist nicht in der Lage sie abzustellen. Bei *Scleranthus* steht das Gefühl der Unentschlossenheit und inneren Zerrissenheit im Vordergrund. Man hüpft geistig ständig hin und her, ohne eine Entscheidung treffen zu können.

Von verschiedenen Seiten wird mir vorgeworfen, ich sei launisch und unbeständig. Tatsächlich weiß ich oft selbst nicht so recht, was ich will und habe Probleme, mich festzulegen. Gibt es dafür eine Bach-Blüte?

Sie müßten zunächst überlegen, was die Gründe für Ihre Stimmungswechsel und Ihre Entschlußlosigkeit sind. Vielleicht könnte eine der folgenden Blüten in Frage kommen:

- Fühlen Sie sich häufig zwischen zwei Extremen hin- und hergerissen, sind Sie innerlich ruhelos und unausgeglichen?
  (Scleranthus)
- Sind Sie unbeständig, weil Sie zu sehr auf die Wünsche und Erwartungen anderer eingehen und Ihren eigenen Willen dabei vergessen?
  (Centaury)
- Fühlen Sie sich unentschlossen, weil Sie Ihrem eigenen Urteil nicht vertrauen und meinen, andere ständig um Rat fragen zu müssen?
  (Cerato)

- Können Sie sich nicht festlegen, weil Sie sich über Ihre eigenen Zielvorstellungen im unklaren sind und Ihre Aufgabe noch nicht gefunden haben?
  (Wild Oat)

Prüfen Sie, welche dieser Beschreibungen für Sie zutrifft, und vertiefen Sie dies gegebenenfalls durch eine ausführliche Lektüre der Blütenbilder.

Gibt es eine Blüte, die gegen Kontrollsucht hilft?

Was Sie als »Kontrollsucht« bezeichnen, kann verschiedene Ausprägungen und Ursachen haben. Je nachdem, wie sich diese seelische Negativhaltung äußert und worin sie wurzelt, ob sie sich gegen den Betreffenden selbst oder nach außen richtet, könnten eine oder mehrere der folgenden Blüten angezeigt sein:

- *Vine*: Man will um jeden Preis seinen Willen durchsetzen und glaubt, auf andere keine Rücksicht nehmen zu müssen.
- *Chicory*: Man ist innerlich fordernd und besitzergreifend, mischt sich überfürsorglich und manipulierend in die Belange anderer ein.
- *Beech*: Man ist überkritisch gegenüber den Fehlern und Schwächen der anderen und reagiert mit Härte und Unnachgiebigkeit.
- *Rock Water*: Man hat strenge Maßstäbe für sich selbst und setzt sich selbst ständig unter Druck, um sie zu erfüllen.
- *Cherry Plum*: Man ist innerlich so stark angespannt, daß man fürchtet, die Kontrolle über sich selbst zu verlieren.

Ich habe das Gefühl, immer schlechter abzuschneiden als andere, weil es mir an Selbstvertrauen und Überzeugungskraft fehlt. Mit welchen Bach-Blüten könnte ich mein Selbstvertrauen stärken?

Bei Minderwertigkeitskomplexen und Mangel an Selbstvertrauen ist die Blüte *Larch* in der Regel hilfreich. Die Schilderung Ihrer Gefühle deutet jedoch auf weitere Blüten hin, die Sie theoretisch benötigen könnten. Wenn Sie sich von Ihren »Fehlschlägen« innerlich zurückgesetzt und verbittert fühlen, ist *Willow* geeignet. Wenn Ihr Eindruck, schlechter abzuschneiden als andere von Neid- und Wutgefühlen begleitet ist, sollten Sie an *Holly* denken. Liegt Ihr Mangel an Überzeugungskraft vielleicht daran, daß Sie sich über Ihre eigenen Ziele nicht im klaren sind? In diesem Fall würde *Wild Oat* in Ihre Mischung gehören.

Vermutlich handelt es sich bei Ihren Empfindungen um einen chronischen negativen Gefühlszustand. Wenn Sie mit Hilfe der Bach-Blüten eine nachhaltige Besserung erzielen möchten, sollten Sie erwägen, sich einer länger andauernden Bach-Blütentherapie zu unterziehen.

Mir fällt es äußerst schwer, loszulassen – auf materieller wie auf seelischer Ebene. Gibt es eine Bach-Blüte, die mir das Loslassen ermöglicht?

Die klassische »Loslaß-Blüte« ist *Cherry Plum*. Wer diese Blüte benötigt, steht unter starker innerer Anspannung und hat Angst vor Gefühlsausbrüchen und seelischen Kurzschlußhandlungen. Wenn sich das »Festhalten« mehr auf den geistigen Bereich bezieht und man das Gefühl hat, bestimmte Gedanken einfach nicht mehr loszuwerden, ist *White Chestnut* geeignet. Wenn Sie das Festhalten besonders in Beziehung zu nahestehenden Menschen erleben,

könnten die Blüten *Chicory* oder *Red Chestnut* in Frage kommen.
Überlegen Sie, in welchen Situationen Ihnen das Loslassen besonders schwerfällt und welche Gefühle Sie damit verbinden. Es ist sehr wahrscheinlich, daß Sie für Ihre »Loslaß-Mischung« mehrere Blüten benötigen.

Können mir die Bach-Blüten dabei helfen, mit dem Rauchen aufzuhören?

Ja, wenn Sie den festen Entschluß dazu gefaßt haben und auch innerlich wirklich bereit dazu sind. Sie können allerdings nicht erwarten, daß Ihnen durch die Bach-Blüten das Aufhören plötzlich wie von selbst gelingt. Ihre Abhängigkeit können Sie nur dauerhaft überwinden, wenn Sie die wahren seelischen Ursachen erkennen und mit ihnen arbeiten. Beginnen Sie damit, sich zu fragen, warum Sie eigentlich rauchen. In welchen Situationen rauchen Sie verstärkt? Wann fällt es Ihnen besonders schwer, auf die Zigarette zu verzichten? Solche und viele andere Überlegungen können sehr hilfreich sein, um den Wurzeln dieses Suchtverhaltens auf die Spur zu kommen.
Da die seelischen Gründe, die zur Abhängigkeit führen, individuell sind, können keine pauschalen Anwendungsempfehlungen gegeben werden; es gibt also in diesem Sinne keine Bach-Blüte gegen das Rauchen. Wenn Sie sich zu einer Bach-Blütentherapie entschließen, sollten Sie den Anfang mit Hilfe eines Therapeuten machen. Erfahrungsgemäß gibt es im Verlauf der Therapie immer wieder kleinere Rückschläge, die man aber immer besser in den Griff zu bekommen lernt, bevor das Ziel schließlich erreicht wird.

Helfen die Bach-Blüten auch Übergewichtigen, die gerne abnehmen möchten, es aber von alleine nicht schaffen?

Viele Übergewichtige haben sich im Laufe der Zeit mit unzähligen Diäten herumgequält, ohne zu einem nachhaltigen Erfolg zu gelangen: die »überflüssigen Pfunde« stellten sich bald wieder ein. All diese Versuche sind solange zum Scheitern verurteilt, bis die innere Bereitschaft und die seelischen Voraussetzungen zu einer Änderung des Eßverhaltens nicht wirklich gegeben sind.

Übergewicht ist, sofern nicht organisch bedingt, das Ergebnis gestörten Eßverhaltens, das meist schon in der frühen Kindheit entstanden ist. Die Ursachen hierfür liegen im Seelischen und sind von Fall zu Fall verschieden. Daher kann es auch kein Blütenrezept zum Abnehmen geben; die Eßproblematik ist sozusagen als Symptom direkt mit der individuellen seelischen Grundproblematik des Betroffenen verbunden. Wer unter zwanghaftem Eßverhalten leidet und eine Bach-Blütentherapie beginnt, wird im Laufe der Behandlung mit den vielfältigen seelischen Ursachen seiner Eßstörung konfrontiert. Mit der richtig gewählten Blütenkombination können diese meist chronischen negativen Verhaltensmuster bearbeitet und in vielen oft mühsamen Schritten überwunden werden. Indem so die eigentlichen psychischen Wurzeln der Eßstörung behandelt werden, entsteht die Basis für eine grundlegende Verhaltensänderung, so daß das Abnehmen allmählich leichter fällt. Die Praxis hat gezeigt, daß eine auf diese Weise erzielte Gewichtsabnahme nicht nur vorübergehend ist.

Bei krankhaften Eßstörungen wie Magersucht und Bulimie kann die Bach-Blütentherapie nur begleitend zur Psychotherapie eingesetzt werden.

In meinem Familien- und Freundeskreis kommen viele mit ihren Problemen zu mir, weil sie bei mir Verständnis finden. Ich höre zu und versuche, allen so gut wie möglich zu helfen. Dabei habe ich festgestellt, daß die anderen für mich keine Zeit haben, wenn ich auch einmal etwas loswerden möchte. Nun bemerke ich immer öfter, daß mich die Ansprüche anderer Menschen völlig überfordern; können die Bach-Blüten hier weiterhelfen?

Ganz offensichtlich besteht ein Ungleichgewicht zwischen der Zuwendung, die Sie anderen geben und der, die Sie selbst von anderen erhalten. Dies hängt vermutlich eng mit Ihrer eigenen Persönlichkeitsstruktur zusammen, man kann davon ausgehen, daß hier einige seelische Verhaltensmuster entweder zu schwach entwickelt oder zu stark ausgeprägt sind. Überlegen Sie, welche der folgenden Beschreibungen auf Sie zutrifft.

- Sind Sie extrem aufnahmefähig für die Wünsche und Forderungen anderer, und stellen Sie Ihren eigenen Willen oft ganz automatisch zurück? *(Centaury)*
- Ängstigen Sie sich leicht um andere, und machen Sie sich größere Sorgen um das Wohlergehen Ihrer Familie und Freunde als um Ihr eigenes Befinden? *(Red Chestnut)*
- Verbergen Sie Ihre eigenen seelischen Nöte hinter einer stets freundlichen und heiteren Fassade? *(Agrimony)*
- Treiben Sie in Ihrem Übereifer, Gutes zu wollen, Raubbau mit Ihren eigenen Kräften? *(Vervain)*
- Gehen Sie innerlich davon aus, daß die anderen Ihre Situation ohnehin nicht richtig beurteilen können, und fühlen Sie sich innerlich isoliert? *(Water Violet)*
- Fühlen Sie sich völlig ausgelaugt und am Ende Ihrer körperlichen und seelischen Kräfte? *(Olive)*

Wahrscheinlich benötigen Sie eine oder mehrere der genannten Blüten. Nehmen Sie sich einmal bewußt die Zeit, sich ganz ausführlich nur mit sich selbst zu beschäftigen. Versuchen Sie, sich Ihre eigenen Gefühle und Bedürfnisse bewußt zu machen; die Bach-Blütentherapie kann Ihnen wertvolle Impulse dazu vermitteln.

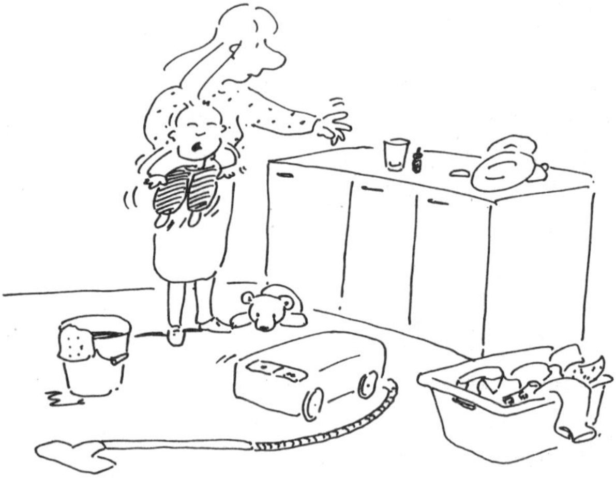

Ich bin Hausfrau und Mutter, nebenbei erfolgreich berufstätig und trotz der Doppelbelastung rundherum mit meinem Leben zufrieden. Seltsamerweise fühle ich mich in letzter Zeit häufiger müde und lustlos und beginne, mir deswegen Sorgen zu machen. Können mir die Bach-Blüten zu meiner alten Form zurückverhelfen?

Ihre Müdigkeit und Lustlosigkeit können Anzeichen dafür sein, daß Sie sich trotz Ihrer Zufriedenheit in einem disharmonischen Gefühlszustand befinden. Denken Sie einmal

darüber nach, welches Gefühl hinter diesen Be
stecken könnte und in welchen Situationen sie
Die Blüte *Hornbeam* hilft, wenn man seine Tätig
ermüdende Routine erlebt und einem der Schwun
Alltag fehlt. Wenn Sie das Gefühl haben, nicht mehr genug Kraft zu haben, um das zu schaffen, was Sie sonst immer gut bewältigen, kann *Elm* dafür sorgen, daß Sie sich Ihrer Aufgabe wieder gewachsen fühlen. Nehmen Sie es sich selbst besonders übel, wenn Sie nicht genug schaffen *(Pine)*, oder reagieren Sie ängstlich auf Ihre verringerte Leistung *(Mimulus)*? Möglicherweise haben Sie zu starre Maßstäbe für Ihr Leben und dogmatische Vorstellungen von dem, was Sie von sich erwarten; in diesem Fall könnte Ihnen die Blüte *Rock Water* zu einem freieren Umgang mit sich selbst verhelfen und Sie zur Lebensfreude zurückführen. Vielleicht haben Sie auch durch Ihre Mehrfachbelastungen Raubbau an Ihren Energiereserven betrieben *(Oak)* und haben sich in dem Bestreben, alles mit großem Elan anzugehen und Ihre verschiedenen Aufgaben in Familie und Beruf hundertfünfzigprozentig zu erledigen *(Vervain)*, physisch und psychisch verausgabt *(Olive)*.
In jedem Fall sollten Sie diese Symptome ernst nehmen und ganz ruhig überlegen – möglichst ohne mit Ungeduld, Angst und verstärkten Forderungen zu reagieren –, worin die Gründe zu suchen sind.

Ich bin sehr gewissenhaft in meiner Arbeit und bemühe mich immer, alles möglichst perfekt zu machen. Nun ist mir kürzlich ein peinlicher Fehler unterlaufen, und ich mache mir deswegen große Sorgen, so daß ich nachts unruhig schlafe und sogar davon träume. Meine Frau sagt, ich soll meine Arbeit nicht so wichtig nehmen und hat mir in diesem Zusammenhang von

Bach-Blüten erzählt. Kann ich mit den Bach-Blü-en wieder Ruhe finden?

Die Einschätzung Ihrer Frau weist sicher in die richtige Richtung. Die Art und Weise, wie Sie Ihre Arbeit beschreiben, läßt vermuten, daß Sie sich so sehr für Ihre Aufgabe einsetzen, daß Sie sich kräftemäßig selbst überfordern *(Vervain)*. Ihre Blütenmischung sollte unbedingt *Pine* enthalten, denn diese Blüte hilft gegen unangemessene Schuldgefühle, so daß Sie lernen, gewisse Fehler zu akzeptieren, ohne daran festzuhalten. Gegen Schlaflosigkeit, die durch das ständige Kreisen der Gedanken um eine Sache verursacht wird, hilft *White Chestnut*. Falls Sie aufgrund dieses Vorfalls vorübergehend an Ihren eigenen Fähigkeiten zweifeln, wäre *Elm* angezeigt. *Mimulus* ist angeraten, wenn die akute Situation für Sie von konkreten Ängsten begleitet ist. Überlegen Sie, welche der geschilderten Gefühlshaltungen auf Ihre Situation zutreffen, und entscheiden Sie dann – vielleicht gemeinsam mit Ihrer Frau –, welche Blüten Sie für sich auswählen.

Mit welchen Bach-Blüten kann man eine seelische Erschütterung besser verkraften?

Für seelische Notfallsituationen aller Art gibt es *Rescue,* das spezielle Kombinationspräparat aus fünf Bach-Blüten. Wenn unser energetisches System durch ein plötzliches Ereignis stark erschüttert wird und zu »desintegrieren« droht, hilft *Rescue*, das seelische Gleichgewicht wiederherzustellen, so daß die Selbstheilungskräfte auf psychischer und damit auch auf physischer Ebene wieder aktiv werden können. Dieses Blütenpräparat hat sich als Erste-Hilfe-Maßnahme in größeren und kleineren seelischen Krisen weltweit hervorragend bewährt.

Falls es sich jedoch nicht um eine akute Situation handelt, das erschütternde Ereignis also unter Umständen weit zurückliegt, aber nicht verarbeitet werden konnte, ist *Star of Bethlehem* angezeigt. Der Betroffene zeigt möglicherweise stille Traurigkeit, macht einen gedämpften Eindruck und ist für Trost kaum zugänglich. *Star of Bethlehem* vitalisiert das energetische System und erweckt die Persönlichkeit aus ihrem seelischen Dämmerschlaf. Die Blüte hilft der Persönlichkeit, sich zu stabilisieren, und führt zu geistiger Klarheit und innerer Kraft zurück. Wenn *Star of Bethlehem* nicht den erwarteten Erfolg bringt, sollte man zusätzlich an *Honeysuckle* denken.

Ich habe Angst vor Infektionskrankheiten und vermeide daher zum Beispiel öffentliche Toiletten. Auch in Menschenmengen fühle ich mich unwohl, so daß ich nur noch ungern das Haus verlassen mag. Kann ich diese Ängste mit den Bach-Blüten überwinden?

Ihre Schilderung läßt spontan an die Blüten *Crab Apple* und *Mimulus* denken. Die Blüte *Crab Apple* ist mit dem Prinzip der inneren und äußeren Reinheit verbunden, sie gilt daher auch als »Reinigungsblüte«. Im negativen *Crab-Apple*-Zustand fühlt man sich innerlich oder äußerlich beschmutzt, unrein oder infiziert. Ihre Angst vor Infektionen weist möglicherweise auf ein falsch verstandenes, übersteigertes Reinheitsideal hin und ist vermutlich die äußere Entsprechung einer inneren Unausgeglichenheit. Die Blüte *Crab Apple* hilft, die übertriebenen Reinlichkeitsbedürfnisse abzubauen und die Dinge wieder in richtiger Perspektive wahrzunehmen. *Mimulus* wirkt bei Menschen, die scheu und furchtsam sind und übertriebene Ängstlichkeit empfinden. Ihre Scheu vor Menschenmengen deutet in diese Richtung. Ein *Mimulus*-Charakter reagiert aufgrund seiner sensiblen Konstitution besonders stark auf seine Umwelt, verkraftet nur wenig und muß sich deshalb zeitweise zurückziehen. Die Blüte *Mimulus* trägt dazu bei, daß man aus der Fülle seiner Befürchtungen und Ängste wieder zu seinem eigentlichen Wesen zurückfindet.

Ich leide häufig unter Angstgefühlen; mal fürchte ich mich vor konkreten Dingen, mal empfinde ich eher eine vage allgemeine Bedrohung. Diese ständigen Ängstlichkeiten begleiten mein Leben, und ich möchte endlich etwas dagegen unternehmen. Medikamente helfen nur begrenzt, und wenn ich mit der Einnahme aufhöre, kehren die Beschwerden verstärkt wieder. Kann ich mit den Bach-Blüten weiterkommen?

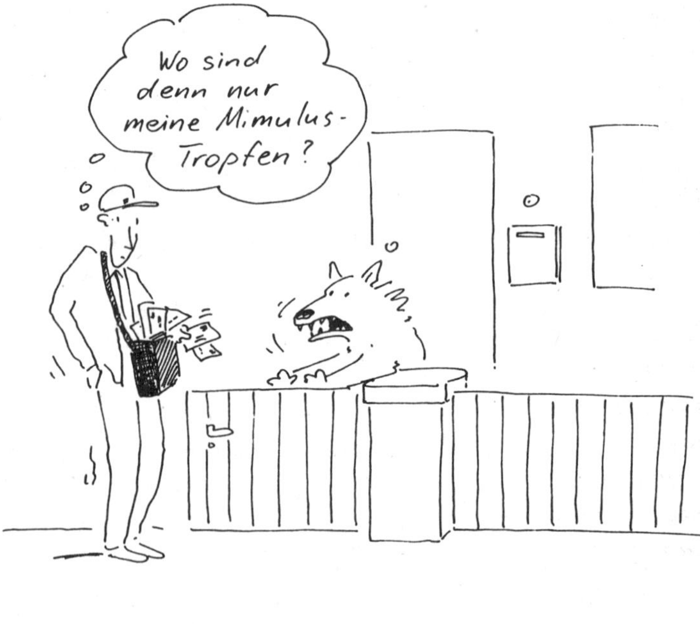

Ängste zählen zu den wichtigsten archetypischen seelischen Negativzuständen des Menschen, und deshalb haben gerade hier die Bach-Blüten viel Gutes bewirkt. Die folgenden Blüten wären bei verschiedenen Erscheinungsformen von Angst angezeigt:
- *Mimulus*: Angst vor konkreten, spezifischen Dingen, die man benennen kann; Ängstlichkeiten bei allgemein scheuem, furchtsamen Wesen.
- *Aspen*: unerklärliche, vage Gefühle von Angst und drohender Gefahr, oft plötzlich auftretend; häufig bei hoher Sensitivität.
- *Rock Rose*: akute Zustände innerer Panik, die den ganzen Menschen erfassen.

Da Sie anscheinend unter **chronischen** Angstzuständen leiden, werden Sie vermutlich mit der Selbstbehandlung nicht sehr weit kommen. Die Aufarbeitung chronischer Gefühlsmuster ist ein schwieriger, langwieriger Prozeß und sollte – für welche Therapieform Sie sich auch entscheiden mögen – unter fachkundiger therapeutischer Betreuung geschehen.

Wenn Sie sich zu einer Bach-Blütentherapie entschließen, suchen Sie bitte die kompetente Beratung eines Arztes oder Therapeuten und richten Sie sich auf einen längeren Behandlungszeitraum ein.

Ich mache mir Sorgen um meine 15jährige Tochter. Sie war immer recht fröhlich und interessiert und hatte viel Freude an ihren Hobbies. In letzter Zeit hängt sie nur noch auf ihrem Zimmer herum, wirkt teilnahmslos und reagiert nicht auf meine besorgten Fragen. Ich würde ihr gerne die Bach-Blüten geben, damit sie wieder zu ihrem alten fröhlichen Wesen zurückfindet.

Ohne genauere Kenntnis der realen Situation ist es schwierig, die akuten negativen Seelenzustände korrekt zu identifizieren. Die äußere Teilnahmslosigkeit Ihrer Tochter kann auf einen akuten *Clematis*-Zustand hindeuten. Gerade in der Pubertät entfliehen junge Menschen gern der Realität, indem sie sich in ihre eigenen Gedankenwelten zurückziehen. Sie machen dann oft einen abwesenden, traumverlorenen Eindruck. Falls Ihre Tochter dem vergangenen Lebensabschnitt der Kindheit nachtrauert, so hilft die Blüte *Honeysuckle*. Ein tiefer Weltschmerz in der Pubertät könnte mit *Mustard* besänftigt werden.
Allerdings ist fraglich, ob Ihre Tochter sich in ihrem gegenwärtigen unansprechbaren Zustand von einer Einnahme überzeugen läßt. Bedenken Sie auch, daß Sie als Mutter möglicherweise selbst zu sehr in die Situation mit einbezogen sind, um Ihrer Tochter objektiv helfen zu können. Die Blüte *Red Chestnut* hilft bei Überbesorgtheit und allzu starker innerer Verbundenheit mit nahestehenden Personen und könnte dazu beitragen, daß Sie unter diesen belastenden Umständen den richtigen Abstand wiederfinden. Wenn Sie selbst mit Hilfe der Bach-Blüten mehr Ruhe gewinnen, wird sich die gesamte Situation möglicherweise wieder so weit entspannen, daß auch Ihre Tochter wieder zugänglicher wird.

In letzter Zeit werde ich immer häufiger von dem Gefühl geplagt, daß in meinem Leben nichts wirklich Neues passiert. Alle Gedanken und Gefühle wiederholen sich in endloser Folge. Ich denke viel über die Vergangenheit nach und habe dabei das Gefühl, keinen Schritt weitergekommen zu sein. Wie finde ich aus diesen Gedankenkreisen wieder heraus?

So, wie Sie Ihre Situation beschreiben, scheinen Sie sich tatsächlich in einer Art geistiger und seelischer Sackgasse

zu befinden. Die richtig gewählte Bach-Blütenkombination könnte dazu beitragen, daß Ihre Beschäftigung mit sich selbst neue Impulse erhält.
Ihre Schilderung läßt zunächst an *White Chestnut* denken; diese Blüte verhilft bei unaufhörlichen Gedankenkreisen, zermürbenden Selbstgesprächen und inneren Dialogen allmählich wieder zu gedanklicher Ruhe und Klarheit. Möglicherweise sind Sie innerlich zur Zeit zu sehr auf die Vergangenheit fixiert. Vielleicht halten Sie so sehr an vergangenen Einstellungen und Ereignissen fest, daß Sie nicht genügend psychische Energie für die Bewältigung der Gegenwart zur Verfügung haben. Fortwährende Wandlung ist eines der wichtigsten Lebensprinzipien, dem Sie sich verschließen, wenn Sie im Vergangenen verhaftet bleiben. *Honeysuckle* hilft, sich konstruktiv mit der eigenen Vergangenheit auseinanderzusetzen. Ihre Empfindung, daß sich in Ihrem Leben alles wiederholt, mag daran liegen, daß Sie tatsächlich immer wieder in ähnliche Situationen geraten, weil Sie Ihre Erfahrungen nicht richtig verarbeiten. Hier könnte *Chestnut Bud* helfen, den Blick für die Lebensereignisse zu schärfen und aus Vergangenem zu lernen. Oder ist Ihr momentaner Zustand nicht auch sehr selbstbezogen? Die Blüte *Heather* ist für Menschen, die so sehr von ihrer eigenen Gedankenwelt absorbiert sind, daß sie ihre Mitmenschen allenfalls als Publikum wahrnehmen. Überlegen Sie, was von dem Gesagten auf Sie zutrifft, und beschäftigen Sie sich im Zweifelsfall noch einmal genauer mit den Blütenbildern. Mittels der richtig gewählten Blütenmischung könnte sich der beschriebene Zustand bald auflösen, so daß Sie einen neuen Ansatzpunkt für Ihre persönliche Weiterentwicklung finden.

Seit ein paar Monaten sitze ich an meiner Diplomarbeit und bin mit meinen Ergebnissen bisher ganz zufrieden. Nun machen mir zunehmend Müdigkeit und Abgespanntheit zu schaffen, so daß ich das Gefühl habe, nicht mehr richtig weiterzukommen. Meine Freundin hat mir die Bach-Blüten empfohlen – kann ich damit geistig wieder fit werden?

Ihre Beschwerden sind ganz natürliche Begleiterscheinungen einer andauernden einseitigen Belastung, wie Sie eine Abschlußarbeit darstellt. Vergessen Sie die für das Gelingen einer Arbeit notwendigen Pausen nicht, und sorgen Sie im Rahmen der Möglichkeiten für einen Ausgleich Ihrer anstrengenden Beschäftigung. Die Bach-Blüten sind kein Aufputschmittel, das zu übermenschlichen Leistungen verhilft; Sie können sie aber zur Unterstützung einnehmen. In Ihrer Situation könnten für Sie theoretisch in Frage kommen:

- *Vervain*, wenn Sie im Übereifer zuviel Energie verpulvert haben;
- *Hornbeam*, wenn Sie unter mentaler Erschöpfung leiden;
- *Oak*, wenn Sie aus Pflichtbewußtsein glauben, durchhalten zu müssen, obwohl eine Pause notwendig wäre;
- *White Chestnut*, wenn Ihre Gedanken auch außerhalb der Arbeitszeiten nicht zur Ruhe kommen und ein notwendiges Abschalten verhindern.

Vor kurzem hat mir eine alte Freundin gesagt, Sie habe keine Lust mehr, sich von mir immer die Ohren volljammern zu lassen. Jetzt traue ich mich nicht mehr, bei ihr anzurufen, weil ich befürchte, daß sie mich wieder anschnauzt. Ich möchte sie nicht verlieren, bin mir aber andererseits keiner Schuld bewußt. Ich will, daß

alles wieder so wie früher wird – können mir die Bach-Blüten dabei helfen?

Überlegen Sie noch einmal, was Ihre Freundin zu dieser Bemerkung veranlaßt haben könnte. Reaktionen von nahestehenden Menschen sollte man nicht voreilig abtun, da sie ein wertvoller Spiegel des eigenen Verhaltens sein können. Bringen Sie Ihrer Freundin dieselbe Aufmerksamkeit entgegen, die Sie von ihr erwarten? Vielleicht fordern Sie wirklich zu viel von anderen Menschen, indem Sie selbstbezogen um Ihre eigenen Sorgen und Nöte kreisen und dabei allzeit offene Ohren und unerschöpfliches Verständnis erwarten. Die Blüte *Heather* hilft, diese negative Selbstfixierung zu überwinden, so daß man lernt, sich anderen Menschen in echtem Verständnis zuzuwenden. Ihr Wunsch, alles möge wieder so »wie früher« werden, könne eine Weigerung ausdrücken, Erfahrungen für sich zu nutzen und das eigene Verhalten entsprechend zu korrigieren. Die Energie von *Chestnut Bud* gibt die nötigen Impulse, um aus Erlebnissen lernen zu können. *Mimulus* schließlich hilft gegen Ängstlichkeit, in Ihrem Fall die Befürchtung, Ihre Freundin könnte Sie erneut heftig kritisieren. *Star of Bethlehem* würde Ihnen helfen, die harten Worte der Freundin besser zu verkraften.

Wenn Ihnen an dieser Freundschaft tatsächlich gelegen ist, sollten Sie die konstruktive Auseinandersetzung in Form eines Gesprächs suchen. So hätten Sie die Chance, gemeinsam zu einer wirklich gleichwertigen gegenseitigen Freundschaft zu finden – die Bach-Blüten können Ihnen auf diesem Weg helfen.

Ich lebe seit einem Jahr von meinem Mann getrennt, und nun steht die Scheidung unmittelbar bevor. Können die Bach-Blüten in dieser Situation helfen?

Sicher können die Bach-Blüten Sie in dieser Situation unterstützen und seelisch stärken. Die »klassische Blüte« für eine solche Phase der Trennung und des Neubeginns ist *Walnut*. Diese Blütenenergie hilft, sich von den Schatten der Vergangenheit zu befreien und innerlich bereit zu werden für mehr Eigenständigkeit, frei von den bestimmenden Einflüssen einer anderen Persönlichkeit. Ihrem akuten Gefühlszustand entsprechend könnten Sie die eine oder andere Blüte hinzufügen. *Honeysuckle*, falls Sie mit Gedanken und Gefühlen Vergangenem nachhängen; *Mimulus*, falls Sie eine konkrete Situation oder Begegnung fürchten; *Centaury*, falls Sie aus Willensschwäche zu leicht nachgeben oder fürchten, sich überreden zu lassen. Überlegen Sie selbst, welche Gefühle für Sie zur Zeit im Vordergrund stehen.

Kann man die Bach-Blüten zur Unterstützung in den Wechseljahren heranziehen?

Man kann mit den Bach-Blüten eine günstige Beeinflussung der während des Klimakteriums vermehrt auftretenden seelischen Schwankungen erreichen, nicht aber die typischen körperlichen, hormonell bedingten Symptome verhindern. Da es sich um eine von körperlichen und seelischen Beschwerden begleitete Umbruchsphase handelt, kann *Walnut* hilfreich sein. Daneben werden erfahrungsgemäß häufiger die Blüten *Mustard*, *Scleranthus* und *Honeysuckle* benötigt. Die Blütenmischung muß aber immer den individuellen Bedürfnissen angepaßt werden; eine Blüte sollte nur dann eingenommen werden, wenn der entsprechende seelische Zustand auch tatsächlich akut ist. Eine genaue

Beobachtung und Wahrnehmung der Schwankungen des eigenen Befindens ist jetzt besonders wichtig. Mit der Zeit lassen sich Stimmungswechsel leichter verstehen und das Entwicklungsziel, den Sprung auf eine mehr geistige Bewußtseinsebene zu schaffen, besser erreichen.

Wie kann man die Bach-Blüten bei alten Menschen einsetzen?

Die Bach-Blüten können gerade bei älteren Menschen viel zur Harmonisierung beitragen. Sie haben sich in der Praxis sehr bewährt, wenn seit langem bestehende seelische Konflikte im Alter zur Lösung drängen. Beispielsweise konnten alte Familienfehden oft mit Hilfe der Bach-Blüten harmonisch gelöst werden. Es geschah, daß sich ein Vater nach über zwanzig Jahren mit seinen Kindern wieder versöhnte. Die Bach-Blüten helfen, die mit Alterserkrankungen verbundenen seelischen Negativhaltungen wie zum Beispiel Resignation abzumildern und mitunter auch die körperlichen Symptome zu lindern. Bei akuten Zuständen hilft *Rescue* oft verblüffend schnell innerhalb weniger Tage. Bei chronischen Zuständen, die über Jahrzehnte bestanden haben, ist natürlich eine längere Einnahme notwendig. Die Auswahl der Blüten richtet sich, wie sonst auch, nach den individuellen seelischen Symptomen.
Natürlich findet man auch alte Menschen, die kaum auf eine Bach-Blütentherapie reagieren, weil sie seelisch zu sehr verhärtet sind. In solchen Fällen kann man aber manchmal noch mit *Rescue* leichte Hilfestellung leisten.

Ich arbeite in meiner Praxis unter anderem mit verschiedenen Massagetechniken und mit Fußreflexzonenbehandlung. Wie kann ich mich von den negativen Schwingungen befreien, die ich selbst dabei von meinen Klienten aufnehme?

Dieses Problem tritt häufig bei Menschen auf, die in helfenden und heilenden Berufen tätig sind. Die eigene Wahrnehmungsfähigkeit und Sensitivität sind bei manchen dieser Menschen so gesteigert, daß sie die Symptome ihrer Klienten »automatisch« übernehmen.

Interessant ist hier *Crab Apple*, die Reinigungsblüte. Ihre Einnahme half schon vielen, nach einem anstrengenden Praxistag das eigene Energiefeld wieder zu reinigen. Falls dies nicht ausreicht, sollten Sie Ihre eigene seelische Einstellung bezüglich Ihrer Tätigkeit etwas genauer überprüfen. Vielleicht kommen Sie auf diese Weise einer seelischen Negativhaltung auf die Spur, die Sie unbewußt daran hindert, sich ausreichend gegenüber anderen Menschen abzugrenzen. Es kann leicht geschehen, daß man über die intensive Beschäftigung mit den Problemen anderer die Entwicklung der eigenen Persönlichkeit aus dem Blickfeld verliert.

Gibt es für bestimmte seelische Krisensituationen, die häufiger auftreten so etwas wie »Blütenrezepte«, das heißt Blütenmischungen, die vielen Menschen in vergleichbaren Situationen helfen können?

Obwohl man heute viel darüber liest, gibt es mit der Ausnahme des Kombinationspräparates *Rescue* keine Kombinationsmischungen, die jedem Menschen gleich gut helfen. Dieses entspricht auch nicht der Idee der Bach-Blütentherapie.

Das System der 38 Bach-Blüten erlaubt ja gerade eine Anpassung an die ganz individuellen psychischen Erfordernisse; alle Menschen sind bekanntlich verschieden. Hält man sich dies vor Augen, wird deutlich, warum man mit vorgefertigten »Charaktermischungen« niemals optimale Erfolge erzielen wird.

Nehmen wir als Beispiel die Schulprobleme von Erstkläßlern:

- Ein Kind hängt ängstlich an der Mutter und will sie nicht loslassen: *Mimulus*;
- ein anderes Kind will seinen Teddy mit in die Schule nehmen oder am liebsten ganz zu Hause bleiben: *Honeysuckle*;
- ein drittes Kind wirkt in der Klasse stets verträumt und hört nicht, was die Lehrerin sagt: *Clematis*;
- ein weiteres Kind kann nicht stillsitzen, tobt durch die Klasse und unterhält alle mit seinen Späßen: *Impatiens*, *Agrimony*.

So verlockend die Vorstellung auch sein mag, eine ganze Reihe von Fertigmischungen für alle Wechselfälle des Alltags parat zu halten – letztlich würde man sich auf diese Weise selbst um die volle Wirkung der Bach-Blütentherapie bringen. Es entspricht dem Zeitgeist unserer »Fast-Food-Gesellschaft«, daß immer wieder versucht wird, die Anwendung der Bach-Blüten so zu vereinfachen, daß man überhaupt nicht mehr nachzudenken braucht und stattdessen zum Fertigprodukt greifen kann. Wer Dr. Bachs geniale Idee von der Heilung durch die Seele in der Tiefe verstanden hat, wird dagegen gern bereit sein, die notwendige Zeit zu investieren und eine individuelle Mischung für sich bestimmen, die ihm ganz persönlich schnell und nachhaltig hilft.

2. Bach-Blüten zur begleitenden Behandlung bei körperlichen Beschwerden

In diesem Kapitel erfahren Sie ...

... wie die Bach-Blüten über die Seele auch positiv auf den Körper wirken können.

... wie man die Bach-Blüten unterstützend bei körperlichen Erkrankungen einsetzen kann.

... welche Blütenkonzepte bei bestimmten Beschwerden möglicherweise eine Rolle spielen könnten.

Es heißt, daß die Bach-Blüten »durch die Seele heilen« – wird denn dabei auch der Körper geheilt?

Diese Frage hat viele Facetten; was der Mensch mit den Bezeichnungen »Körper« und »Seele« begrifflich voneinander trennt, existiert in Wirklichkeit nicht separat. Der Trend zur Spezialisierung in der Medizin unterstützt diese Trennung: mit einem stetig wachsenden hochtechnologischen Gerätepark behandelt man lediglich die Körperteile, deren Funktion gestört ist. Daß dieses Heilverfahren von den Patienten als unzureichend empfunden wird, zeigt die wachsende Popularität holistischer (ganzheitlicher) Ansätze im medizinischen und therapeutischen Bereich. Hier be-

müht man sich auf vielfältige Weise, die Wechselwirkungen von Körper und Seele zu untersuchen und Behandlungsverfahren zu entwickeln, die dieser Verbindung Rechnung tragen und daher dem ganzen Menschen helfen.
Die Bach-Blütentherapie setzt im Bereich des Seelischen an; akute oder chronische negative Gemütshaltungen des Menschen werden mit Hilfe der Blütenkonzentrate reharmonisiert. Positive Wirkungen machen sich also **primär** im psychischen Befinden bemerkbar; allerdings haben seelische Veränderungen auch Auswirkungen auf das körperliche Befinden, da Seele und Körper in einer ständigen Wechselbeziehung stehen. Die Erfahrungen zeigen, daß auch die körperlichen Symptome während einer Bach-Blütenbehandlung häufig schwächer werden oder ganz verschwinden.

Wenn man weiß, unter welcher Krankheit man leidet, wie kann man dann herausfinden, mit welchen Bach-Blüten man wieder gesund wird? Können Sie bestimmte Blüten für einzelne Krankheiten empfehlen?

Ihre Frage zeigt, daß Sie wie viele Menschen etwas von der Bach-Blütentherapie erwarten, was diese nicht erfüllen kann, nämlich, daß eine bestimmte Bach-Blüte – z. B. *Mimulus* – auf ein bestimmtes Körperorgan oder eine bestimmte Erkrankung – z. B. Nierenbeckenentzündung – einwirkt. Dieser Gedanke zeigt schon vom Ansatz her ein Mißverständnis, da die Bach-Blütentherapie auf unsere Gefühlswelt, also auf die **seelische** Ebene zielt. Die subtilen Zusammenhänge zwischen Gefühlsebene und *körperlicher* Ebene zeigen sich bei jedem Menschen ganz individuell. Das heißt, in einer seelischen Krise wird jeder Mensch mit seinen eigenen, ganz spezifischen körperlichen Schwachstellen reagieren. So wird nach einer schweren Enttäuschung beispielsweise der eine über den Magen reagieren, während ein

anderer tatsächlich Nierenbeschwerden bekommt und ein dritter sich das Bein bricht.
Dies Beispiel zeigt, was die Praxis immer wieder beweist: es ist nicht möglich, einen direkten Zusammenhang zwischen den einzelnen Bach-Blütenkonzentraten und bestimmten Körpersymptomen herzustellen. Bedauerlicherweise taucht dieser irreführende Gedanke immer wieder in der Literatur auf, was zu weiteren Mißverständnissen und Enttäuschungen führen kann.

Gibt es Fälle, bei denen man allein aufgrund von körperlichen Symptomen eine Blütenmischung bestimmen kann?

Nein, dieses Verfahren widerspricht den Wirkungsgesetzmäßigkeiten der Bach-Blütentherapie. Selbst wenn zwei Menschen die gleichen körperlichen Symptome haben, werden sich auf der Ebene der seelischen Haltungen individuelle Unterschiede zeigen. Die psychosomatische Forschung beschäftigt sich mehr und mehr mit den Zusammenhängen körperlicher Erkrankungen und psychischer Symptome, aber die Ergebnisse gestatten keine pauschalen Schlüsse nach dem Schema: »Eine Bauchspeicheldrüsenentzündung geht einher mit den seelischen Symptomen der Resignation, also hilft die Bach-Blüte *Gorse*.«
Edward Bach sah in »Charakterschwächen wie Stolz, Grausamkeit, Haß, Egoismus, Unwissenheit, Unsicherheit und Habgier« die eigentlichen »Grundkrankheiten des Menschen«. Diese seelischen Fehlhaltungen können auch Auswirkungen auf den Körper haben, wie Bach in »Heile dich selbst« ausführt:
»**Stolz** beispielsweise, das Ergebnis von Arroganz und Unbeweglichkeit im Denken, wird Krankheiten hervorrufen, die mit Starrheit und Steifheit einhergehen.

Die Folge von **Grausamkeit** sind Schmerzen; durch das Erleiden von Schmerzen soll der Patient lernen, andere Menschen nicht leiden zu lassen, weder körperlich noch seelisch.
Die Früchte des **Hass**es sind Einsamkeit, heftige, unbeherrschte Temperamentsausbrüche, nervliche Überbelastungen und hysterische Zustände.
Ihre Ursache in zu großem **Egoismus** haben Krankheiten der ›Selbstbespiegelung‹ wie etwa Neurosen, Neurasthenie und ähnliche.«
Diese Beispiele zeigen, daß zwar ein Zusammenhang zwischen seelischer Fehlhaltung und Körpersymptomatik besteht, daß sich aber nur allgemeine Aussagen über die endgültige Form der Erkrankung machen lassen.
Physische Symptome können dem erfahrenen Bach-Blütenbehandler also bestenfalls als zusätzlicher Anhaltspunkt für seine Diagnose dienen.

Wie sind die Erfahrungen bei der Mitbehandlung chronischer körperlicher Erkrankungen?

Die Mitbehandlung von chronischen Erkrankungen wie zum Beispiel Asthma, chronische Bronchitis, Neurodermitis, chronische Magenschleimhautentzündung usw. durch Bach-Blütentherapie kann durchaus Erfolge zeigen; allerdings nur unter der Voraussetzung, daß Patient und Behandler keine falschen Erwartungen haben und die nötige Ausdauer mitbringen. Neben den individuellen seelischen Negativhaltungen entwickeln die Betroffenen durch das Andauern der Erkrankung häufig weitere negative Gemütszustände wie Resignation und Verbitterung, wodurch der körperliche Krankheitsverlauf zusätzlich verschlechtert wird. Oft wird dann ein Zustand erreicht, in dem keine medizinische Behandlung mehr anschlägt, der Patient »austherapiert« zu sein scheint. Hier können die Bach-Blüten Erstaunliches bewirken, indem sie die der körperlichen Heilung entgegenstehenden seelischen Blockaden auflösen und so auch die körperlichen Selbstheilungskräfte wiedererwecken.

Die Praxis hat gezeigt, daß sich bei Menschen, die zu chronischen Erkrankungen neigen, oft bestimmte unbewußte seelische Negativhaltungen zeigen. Dies können zum Beispiel sein:

- unbewußte Schuldgefühle, die dem Kranken keine Gesundung erlauben *(Pine)*,
- das Gefühl, den Anforderungen des Schicksals nicht gewachsen zu sein, sondern dessen Opfer zu werden *(Willow)*,
- das »Es hat doch alles keinen Zweck mehr«-Gefühl, tiefverwurzelte Resignation *(Gorse)*.

Als weiterer Faktor bei chronisch kranken Menschen ist die oft langfristige Einnahme von zentral wirkenden allopathischen Medikamenten zu berücksichtigen. Dadurch geraten die Betroffenen häufig auch in Zustände der Apathie *(Wild Rose)* oder Gedämpftheit und mangelnder Konzentrationsfähigkeit *(Clematis)*.

Gibt es Bach-Blüten für einzelne Körperorgane, also beispielsweise ein Konzentrat, das dem Herzen guttut, ein anderes, das den Nieren hilft usw.?

Ein direkter Zusammenhang zwischen bestimmten Organen und einzelnen Blütenkonzepten läßt sich nicht herstellen. Gleichwohl haben die Forschungen zum Thema »Organsprache« wertvolle Impulse zum Grundverständnis der Bach-Blütentherapie geliefert.

Zwar lassen sich in der Praxis bei Patienten mit spezifischen körperlichen Symptomen vereinzelt ähnliche seelische Negativmuster beobachten, die gesamte Gefühlskonstellation ist aber immer individuell, so daß man letzten Endes keine Standardempfehlungen geben kann. Die Ebene der von Dr. Bach definierten archetypischen seelischen Negativhaltungen, auf der die Blütenkonzentrate wirken, unterscheidet sich grundsätzlich von der Ebene, auf der unsere Körperprogramme gespeichert sind. Die Verbindungen sind immer individuell.

Können die Bach-Blüten einen Schutz gegenüber umweltbedingten Krankheiten bieten?

Nein, die Bach-Blüten dienen in erster Linie der **seelischen** Gesundheitsvorsorge und können nicht vor Umweltgiften schützen, die durch Atemluft oder Nahrung in den Körper gelangen. Die Bach-Blütentherapie erhöht jedoch die seelische Widerstandsfähigkeit, so daß man mit umweltbedingten Belastungen konstruktiver umgehen kann.

Kann man durch die langfristige Einnahme von Bach-Blüten erreichen, daß man von Erkältungen, Infekten und anderen Krankheiten verschont bleibt?

Die Blütenkonzentrate wirken zwar primär auf der seelischen Ebene, indirekt aber auch auf das Immunsystem und stärken – wenn man so will – auch die Infektabwehr. Wer die Bach-Blüten über einen längeren Zeitraum einnimmt, stellt häufig eine verringerte Anfälligkeit für Erkältungen und Infekte bei sich fest. Wenn es doch zu einer Infektion kommt, geht diese in der Regel rascher als gewohnt vorüber.
Jeder hat schon bei sich selbst beobachtet, daß er sich besonders dann eine Grippe »einfängt«, wenn er stark übermüdet oder auf eine andere Weise aus dem Gleichgewicht ist. Da die Bach-Blüten das seelische Gleichgewicht im gan-

Die Bach-Blüten in der täglichen Anwendungspraxis

- ✧ Körperliche Krankheitssymptome sind Warnzeichen dafür, daß der Mensch (als energetisches System) nicht in Harmonie mit sich selbst ist.
- ✧ Die Bach-Blütenkonzentrate können jedoch **nicht direkt gegen körperliche Krankheiten** eingesetzt werden, da ihre Wirkungsebene die Seelenebene ist.
  Es besteht kein allgemeinverbindlicher, direkter Zusammenhang zwischen körperlichen Krankheitssymptomen und bestimmten negativen seelischen Verhaltensmustern, zum Beispiel zwischen Asthma und Eifersucht.
  Diese Zusammenhänge sind von Mensch zu Mensch verschieden. Zum Beispiel bekommt Herr X einen Asthmaanfall bei Eifersucht, Frau Y bei Ärger über ihre Schwiegermutter, Herr Z bei Enttäuschung über seinen Sohn.
- ✧ Entscheidend für die Auswahl der Bach-Blüten sind ausschließlich die negativen **seelischen** Reaktionsmuster – beispielsweise Ärger, Eifersucht oder Enttäuschung –, die beim einzelnen zusammen mit den körperlichen Krankheitssymptomen auftreten.
- ✧ Auch **seelische Probleme,** zum Beispiel Prüfungsangst, haben bei jedem Menschen ganz verschiedene Erlebnishintergründe, etwa bei Frau A Angst vor dem Vater, bei Herrn B zu hohe Leistungsansprüche an sich selbst, bei Frau C Erinnerungen an früher nicht bestandene Prüfungen.

Daher kann es auch keine Standardrezepte oder vorgefertigte Blütenkombinationen für bestimmte seelische Probleme (z. B. Kontaktstörungen) geben, die bei allen Menschen gleich gut wirksam sind.

Rescue ist das einzige allgemein wirksame Kombinationspräparat.

zen stabilisieren, hat man vielfältig beobachtet, daß die Infektionsanfälligkeit geringer wird.

Kann ich bei körperlichen Erkrankungen neben der üblichen medikamentösen Behandlung die Heilung durch Einnahme von Bach-Blüten unterstützen? Vertragen sich diese beiden Behandlungsformen miteinander?

Es gibt keine Bedenken gegen eine gleichzeitige Anwendung von Bach-Blüten und pharmazeutischen Medikamenten. Viele Patienten, die sich in medizinischer Behandlung befanden, haben gute Erfahrungen mit einer begleitenden Bach-Blütentherapie gemacht. Dies unterstützt den Gesundungsprozeß auf der seelischen Ebene und reaktiviert damit auch die Selbstheilungskräfte des Körpers. Zwischen Seele und Körper bestehen Wechselwirkungen, so daß eine positive Veränderung in einem Bereich immer auch in den anderen hineinwirkt. Es ist also in jedem Fall sinnvoll, bei körperlichen Erkrankungen die Seelenebene mit zu unterstützen.

Ich leide häufig unter wechselndem Blutdruck und Kreislaufbeschwerden, möchte aber nicht immer gleich zu Medikamenten greifen. Können Sie mir statt dessen eine Blütenmischung empfehlen, die dagegen hilft?

Da die Bach-Blüten nicht nach körperlichen, sondern nach **individuellen seelischen Symptomen** ausgewählt werden, kann es keine Standardmischung gegen Kreislauf- oder andere physische Beschwerden geben. Sie können aber beobachten, welche negativen Gemütszustände mit Ihren Beschwerden einhergehen und danach Ihre persönliche Blütenmischung zusammenstellen. Wenn Sie ein Mensch sind, der stark zu seelischen Schwankungen neigt, könnten Sie beispielsweise an die Blüte *Scleranthus* denken.

Ich habe viel Positives über die Bach-Blüten gehört und würde sie gern selbst einmal ausprobieren. Leider bin ich Allergiker und sehr empfindlich gegenüber pflanzlichen Substanzen (Heuschnupfen). Hätte ich bei der Einnahme der Pflanzenkonzentrate nicht mit heftigen Nebenwirkungen zu rechnen?

Nein, die Einnahme der Bach-Blüten ist auch für Allergiker völlig problemlos. Die Konzentrate enthalten ja keinerlei materielle Bestandteile von Pflanzen, also keine Allergene, sondern nur die energetische Information der jeweiligen Blüte. Bei dem Bachschen Herstellungsverfahren wird die Trägersubstanz Wasser unter Einwirkung von Sonnenlicht mit dem energetischen Impuls der Pflanze imprägniert. Die Mitbehandlung von Allergien durch Bach-Blüten hat sich sehr bewährt.

Ich habe seit vielen Jahren chronische Magenbeschwerden und bin auch schon am Magen operiert worden. Könnten die Bach-Blüten mein Leiden lindern helfen?

Bei Erkrankungen im Magen-Darm-Bereich sind mit den Bach-Blüten gute Erfahrungen gemacht worden, denn auch hier liegen die tiefsten Wurzeln der Erkrankung im Seelischen; es heißt nicht umsonst, daß einem etwas »auf den Magen« schlägt. Negative seelische Haltungen, die sich über Jahre hindurch verfestigen konnten, haben vielleicht zu Ihrem jetzigen Zustand geführt. Es ist immer ein positives Zeichen, wenn Betroffene den Wunsch äußern, etwas ändern zu wollen, anstatt still weiterzuleiden. Natürlich kann niemand voraussagen, wie schnell und wie weit Sie mit den Bach-Blüten Erfolg haben werden. Sie können aber mit den richtig gewählten Blütenkonzentraten Ihre seelischen Fehlhaltungen korrigieren, Ihren psychischen Zustand verbessern und sich damit unter Umständen auch körperlich Linderung verschaffen. Eine langfristige Bach-Blütentherapie, wie sie bei solchen chronischen Beschwerden angezeigt ist, sollten Sie allerdings nur mit fachlich kompetenter Unterstützung beginnen.

Ich bin Verkäuferin in einem großen Warenhaus, wo ich ständig irgendeinen neuen Infekt aufschnappe, besonders im Winter. Ich bin dadurch schon richtig geschwächt und habe Angst, daß ich durch das dauernde Kranksein am Ende meine Arbeit verliere. Kann ich mit den Bach-Blüten meine Abwehr stärken?

Wie die Erfahrung zeigt, ist das indirekt sehr gut möglich. Orientieren Sie sich bei der Auswahl der Blüten aber zunächst an Ihrer jetzigen Gefühlssituation. Offensichtlich fühlen Sie sich von den häufigen Erkrankungen erschöpft und ausgelaugt *(Olive)*, ja, Sie befürchten inzwischen sogar weiterreichende Konsequenzen *(Mimulus)*. Möglicherweise gönnen Sie sich selbst aus Angst und übertriebener Selbstdisziplin *(Rock Water)* keine ausreichenden Erholungsphasen und beginnen sogar, sich wegen Ihres Krankseins Vorwürfe zu machen *(Pine)*. Mit solchen negativen Einstellungen schwächen Sie sich seelisch und werden auch körperlich immer anfälliger. Prüfen Sie also Ihre innere Haltung und versuchen Sie, die entsprechenden Blütenkonzepte zu erkennen. Diese Bach-Blüten werden Ihnen dann helfen, Ihre negativen Reaktionsmuster aufzulösen und durch positivere Gefühlsentscheidungen zu ersetzen. Dann werden Sie merken, wie Ihre seelischen Widerstandskräfte allmählich zunehmen und dadurch auch Ihr Körper wieder widerstandsfähiger wird.

Ich reagiere besonders empfindlich auf Wetterumschwünge. Kann ich diese Schwäche mit einer Blüte bekämpfen?

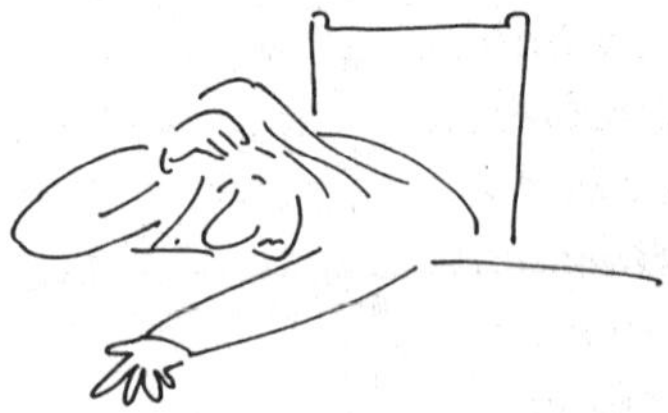

Zunächst einmal sollten Sie bereit sein, Verständnis für sich selbst, Ihre Schwächen wie auch Ihre Stärken aufzubringen. Die Bach-Blüten können nur dann optimal wirken, wenn die betreffenden Seelenkonzepte richtig erkannt werden. Ausgeprägte Empfindlichkeit gegenüber **äußeren** Einflüssen kann auf **innere** seelische Unausgeglichenheit hinweisen. Lesen Sie beispielsweise die Beschreibung der Blüte *Scleranthus* und entscheiden Sie selbst, ob diese auf Sie zutrifft. Es können individuell aber auch andere Seelenkonzepte für Wetterfühligkeit in Frage kommen. Im Anfangsstadium hilft oft schon die Einnahme von *Rescue* nach der Wasserglasmethode.

Man liest doch, daß die Bach-Blüten eine ungeheuer wirksame Energie entfalten. Gibt es eine Blüte oder Blütenmischung, die den Menschen vor schädlicher Strahlung schützen kann?

So schön dies auch wäre, die Bach-Blüten können nicht vor schädlicher Strahlung schützen. Die Blütenenergie wirkt harmonisierend auf der seelischen Ebene und ist kein Schutzschild gegen radioaktive Belastung.
Gelegentlich wird in der älteren Literatur zu den Bach-Blüten eine »Strahlenmischung« erwähnt, wobei es sich aber um den individuellen Versuch eines Autoren handelte, der auf einem Fehlverständnis der Bach-Blütentherapie beruhte und heute mit Recht in Vergessenheit geraten ist.

Ich habe auch jetzt noch, im Erwachsenenalter, starke Probleme mit unreiner Haut. Mein Hautarzt sagt, es handele sich um eine starke Akne und rät mir, eine Hormontherapie zu versuchen. Bieten die Bach-Blüten hier eine Alternative – welche Blüten empfehlen Sie bei Akne?

Die Ausheilung von Hautleiden braucht erfahrungsgemäß viel Zeit, es sind aber auch in diesem Bereich schon gute Erfolge mit den Bach-Blüten erzielt worden. Sie müssen aber in jedem Fall Geduld aufbringen und die Bereitschaft, sich mit Ihren eigenen negativen Gefühlsmustern, die meist schon aus der frühen Kindheit stammen, auseinanderzusetzen. Durch eine Bach-Blütentherapie, die Sie am besten mit ärztlicher oder therapeutischer Hilfe durchführen, können Sie diese alten seelischen Negativhaltungen Schritt für Schritt aufarbeiten.

Bei Akne, die periodisch kommt und geht, spielt häufiger die Blüte *Chestnut Bud* eine Rolle. Oft kann *Larch* helfen, das Selbstwertgefühl wieder aufzubauen. *Crab Apple* wird benötigt, wenn der Betreffende Ekel vor sich selbst empfindet.

Seit einiger Zeit beschäftige ich mich intensiv und mit großem inneren Gewinn mit Esoterik und bin dabei auch auf die Bach-Blüten gestoßen. Ich habe festgestellt, daß ich in letzter Zeit immer häufiger Schmerzen in der Gegend des Herz-Chakras habe, besonders beim Besuch esoterischer Seminare. Wissen Sie, was mir diese Schmerzen sagen wollen, und können Sie eventuell eine harmonisierende Essenz empfehlen?

Es ist zu überlegen, ob Sie sich nicht vielleicht ein bißchen viel zumuten. Gerade in Kreisen esoterisch Interessierter

erlebt man immer wieder, daß manche Menschen vor lauter Begeisterung übertreiben und plötzlich »alles« mitmachen möchten. Das ständig wachsende Angebot auf diesem Sektor ist in der Tat verwirrend – ein Grund mehr, sorgfältig auszuwählen. In manchen Seminaren wird mit Techniken gearbeitet, die nicht immer kompetent und verantwortungsbewußt weitergegeben werden. Wenn Sie zu viele Richtungen gleichzeitig verfolgen, überfordern Sie sich leicht und fügen sich am Ende möglicherweise selbst Schaden zu.
Wenn Sie über längere Zeit körperliche Beschwerden haben, sollten Sie auf jeden Fall einen Arzt zu Rate ziehen. Es ist nicht immer sinnvoll, die Warnsignale des Körpers »esoterisch« zu interpretieren. Es ist ein falsches Verständnis von ganzheitlicher Gesundheit, alle Erscheinungen ausschließlich aus sich selbst heraus deuten zu wollen.
Bevor Sie sich entscheiden, mit den Bach-Blüten zu arbeiten, sollten Sie genau prüfen, ob Sie auch bereit sind, dies mit der notwendigen Sorgfalt zu tun. Die Bach-Blütentherapie kann den Selbstwerdungsprozeß nachhaltig fördern, was allerdings Ausdauer und die Bereitschaft zum gründlichen Arbeiten an sich selbstvoraussetzt.

Nach einer Kopfverletzung habe ich nachhaltige Konzentrationsstörungen und Ermüdungserscheinungen, obwohl laut medizinischem Befund alles wieder in Ordnung sein müßte. Welche Bach-Blüten sind hier angezeigt?

Ausgangspunkt für die Blütenmischung ist auch in Ihrem Fall das akute **seelische** Befinden. Überlegenswert sind nach Ihrer Beschreibung möglicherweise die Blüten *Hornbeam* (gegen Erschöpfung), *White Chestnut* (gegen Gedankenzudrang), *Star of Behtlehem* (gegen die Nachwirkungen des Schocks). Prüfen Sie aber bitte genau, ob diese oder andere Blütenkonzepte momentan wirklich auf Ihren Zustand zutreffen. Falls Ihre Beschwerden nicht nachlassen, sollten Sie das Gespräch mit einem in der Bach-Blütentherapie erfahrenen Arzt suchen.

Können die Bach-Blüten auch gegen Epilepsie eingesetzt werden?

Grundsätzlich liegen hier positive Erfahrungen vor; in der Hand eines erfahrenen Fachmannes kann die Bach-Blütentherapie bei Epilepsie und ähnlichen Krankheiten – gerade bei jungen Menschen – mit gutem Erfolg eingesetzt werden. Die Auswahl der Blüten erfolgt auch hier ausschließlich anhand der individuellen seelischen Negativhaltungen. Gerade hier ist die Selbstbeobachtung für den Behandlungsverlauf besonders wichtig, damit man den seelischen Auslösern derartiger periodisch auftretender Erkrankungen allmählich auf die Spur kommt.
Faktoren, die den Erfolg beeinflussen können, sind unter anderem das Lebensalter des Betroffenen und eine etwaige vorherige Langzeiteinnahme einschlägiger allopathischer Medikamente.

Ich bin schwer krank und klammere mich an jeden neuen Hoffnungsschimmer. Nun hörte ich von der wunderbaren Wirkung der Bach-Blüten und habe daher meinen behandelnden Arzt danach gefragt. Er sagte mir, ich könne mein Geld ebensogut zum Fenster hinauswerfen. Ich möchte aber nichts unversucht lassen, was mir irgendwie helfen könnte. Was soll ich tun?

Immer mehr Schulmediziner sind heute daran interessiert, mehr über die Wirkungsweise von Naturheilverfahren und alternativen Methoden zu erfahren. Vielleicht gehört Ihr Arzt aber zu den Medizinern, die solche Heilverfahren zunächst ablehnen, weil sie noch nicht genug darüber wissen. Wahrscheinlicher ist, daß die negative Reaktion mit der bedauerlichen Tatsache zusammenhängt, daß es auch auf dem Gebiet der Alternativmedizin viele unseriöse Erscheinungsformen gibt; es ist daher immer ratsam, sich sorgfältig zu informieren, bevor man sich auf eine neue Heilbehandlung einläßt.

Die Bach-Blüten entfalten ihre positive Wirkung vor allem auf der seelischen Ebene; die Therapie erhebt aber nicht den Anspruch, schwere körperliche Erkrankungen heilen zu können. Zwar dürfen Sie keine Wunderwirkung erwarten, dennoch könnten Ihnen die Bach-Blüten in Ihrer schweren Lage eine wertvolle seelische Unterstützung bieten. Sie haben den Willen, etwas für sich zu tun, und diesen Impuls sollten Sie nutzen. Die Bach-Blütenkonzentrate können Ihnen helfen, die seelischen Ursachen Ihrer Krankheit besser zu verstehen und konstruktiv damit umzugehen. Wenn Sie sich für diesen Versuch entscheiden, sollten Sie die Unterstützung eines Arztes oder Therapeuten suchen, der ausreichende Erfahrung mit den Bach-Blüten hat.

Kann man die Bach-Blüten auch bei sogenannten unheilbaren Krankheiten einsetzen, und welche Wirkung kann man damit erzielen?

Bei schweren Krankheitsbildern wie z. B. fortgeschrittenen Krebsleiden, Multipler Sklerose, präterminaler Niereninsuffizienz, schwerem Gelenkrheuma bleiben für den Patienten und seine Angehörigen oft nur der schwere Leidensdruck und tiefe Verzweiflung. Selbst wenn man von den Bach-Blüten in solchen Fällen natürlich keine Heilung erwarten darf, können sie doch für den Kranken und die Betroffenen seelische Hilfe und Erleichterung bringen. Oft treten bei fortschreitender Erkrankung neben der Angst andere disharmonische Charakterzüge wie Haß, Eifersucht, Groll, Selbstmitleid, Herrschsucht noch weitaus stärker hervor als in gesunden Tagen. Das Wesen des Patienten verändert sich, was Nahestehende oft erschüttert und auch die Pflege sehr erschwert. Hier können die richtig verordneten Bach-Blüten eine bewußte oder unbewußte Einstellungsveränderung des Patienten gegenüber seinem Leiden und seinem Schicksal bewirken. Es treten mehr Ruhe und innere Gelassenheit ein, häufig ist auch ein Abklingen der Schmerzen zu beobachten, die gesamte Ausstrahlung wird positiver. Viele Patienten im Endstadium haben durch die segensreiche Wirkung der Bach-Blüten ihre letzten Lebenstage schmerzfreier, harmonischer und menschenwürdiger verbringen können.

Seit mehreren Jahren habe ich ein Ekzem in den Handinnenflächen und an den Füßen, kein Hautarzt konnte mir bisher nachhaltig helfen. Was können die seelischen Ursachen für diese Erkrankung sein, und kann ich möglicherweise mit den Bach-Blüten etwas daran ändern?

In Fällen chronischer Ekzembehandlung sind mit den Bach-Blüten schon gute Erfolge erzielt worden. Allerdings sollten Sie sich, da es sich um eine chronische Erkrankung handelt, auf eine längere Bach-Blütentherapie mit ärztlicher oder therapeutischer Betreuung einstellen. Sie werden erleben, wie Ihre seelischen Negativhaltungen, die sicher zu einem Teil unbewußt sind, nach und nach zutage treten und mit Hilfe der Bach-Blüten harmonisiert werden. Zu Beginn der Behandlung könnte es kurzfristig zu einer Verstärkung der Hautsymptome kommen, die sich erfahrungsgemäß dann im weiteren Verlauf nachhaltig bessern.

Bei chronischen Hauterkrankungen sind häufig die negativen Seelenkonzepte der Blüten *Crab Apple*, *Chestnut Bud*, *Holly*, *Water Violet* Teil der individuellen Gefühlskonstellation.

Gibt es schon Erfahrungen mit Bach-Blüten bei der Behandlung von Aids-Kranken?

Nein, dem Bach Centre liegen zur Zeit noch keine Erfahrungen über den Einsatz der Bach-Blütentherapie bei der Behandlung von Aids-Patienten vor.

Mein Migräneleiden mit Symptomen wie Erbrechen, Durchfall, Nackenschmerzen und Sehstörungen macht mir seit über 20 Jahren das Leben schwer. Hat eine Bach-Blütentherapie Aussicht auf Erfolg, und mit welcher Behandlungsdauer muß ich rechnen?

Bei Migräne zeigen die herkömmlichen schulmedizinischen Behandlungen in vielen Fällen wenig Erfolg, weil auch dieser Erkrankung häufig frühkindliche seelische Störungen zugrunde liegen. Eine mit fachkundiger Hilfe durchgeführte Bach-Blütentherapie hat oft dauerhafte Linderung bis Heilung gebracht, allerdings müssen Sie sich auf eine Behandlungsdauer von zirka eineinhalb Jahren einstellen. Diese Zeit benötigt man in der Regel, um den psychischen Hintergrund einer chronischen Erkrankung mit den Bach-Blüten aufzuarbeiten.
Einige typische Gefühlshaltungen für Migränebeschwerden sind starkes Dominanzstreben *(Vine)* bei gleichzeitigem Unvermögen, Gefühlseindrücke seelisch angemessen zu verarbeiten *(Star of Bethlehem)*.

Welche Bach-Blüten sollten bei Menstruationsbeschwerden eingesetzt werden?

Im Fall von Menstruationsbeschwerden, bei denen die ne-

gativen Gefühlssymptome erfahrungsgemäß besonders ausgeprägt sind, haben die Bach-Blüten – rechtzeitig vor der Menstruation eingenommen – vielfältig harmonisierend gewirkt.
Viele Frauen leiden allmonatlich unter ausgeprägten körperlichen und psychischen Symptomen, dem sogenannten **prämenstruellen Syndrom**. Versuchen Sie, Ihre individuellen seelischen Reaktionen so genau wie möglich auszuloten, und wählen Sie danach die Blüten aus, die für Ihr Befinden in der prämenstruellen Phase am besten zutreffen. Erfahrungsgemäß sind in dieser Zeit häufig eine oder mehrere der folgenden Blüten akut: *Impatiens*, *Beech*, *Holly*, *Cherry Plum*, *Rock Water*, *Mustard*, *Willow*, *Crab Apple*, *Hornbeam*. Gehen Sie aber immer von Ihren eigenen negativen seelischen Zuständen aus, wenn Sie Ihre persönliche »prämenstruelle Blütenmischung« zusammenstellen. Sofern Sie die Blüten treffend ausgewählt haben, werden Sie die seelischen und körperlichen Symptome weniger heftig erleben.
Bei **Dysmenorrhoe** (schmerzhafter Monatsblutung) findet sich häufig das Seelenpotential von *Rock Water*, »man ist zu hart zu sich selbst«. Auch hier sollten Sie aber unbedingt Ihre persönlichen negativen Gefühlsmuster zur Grundlage der Blütenauswahl machen.

Ist es ratsam, die Einnahme einer Blütenmischung während der Menstruation abzusetzen?

Da die Bach-Blüten nicht auf der körperlichen Ebene wirken, gibt es keinerlei medizinische Gründe, die ein Absetzen während der Menstruation erforderlich machen.
Viele Frauen berichten, daß sie in dieser Zyklusphase besonders extreme Gefühlszustände haben. In solchen Fällen ist es sinnvoll, die in dieser Zeit benötigten Blüten zusätz-

lich nach der Wasserglasmethode einzunehmen. Es gibt jedoch auch hier keine festen Regeln. Sie sollten auf jeden Fall Ihrem eigenen Bedürfnis folgen. Wenn Sie das Gefühl haben, daß Ihre Einnahmemischung Ihnen in dieser Zeit nichts bringt, können Sie ohne weiteres unterbrechen und solange auf Ihre akute »Menstruationsmischung« (Wasserglasmethode) umsteigen, bis sich diese Gefühle wieder harmonisiert haben.

Ich habe häufiger Ohrensausen – gibt es dagegen eine Bach-Blüte?

Diese Erscheinung kann verschiedene Ursachen haben, und Sie sollten unbedingt einen Arzt aufsuchen, um zunächst die medizinische Seite Ihrer Beschwerden abzuklären. Ohrensausen kann sowohl rein »mechanisch« bedingt als auch streßabhängig sein.

In Fällen, bei denen offensichtlich die seelische Symptomatik im Vordergrund stand, hat die Bach-Blütentherapie häufig überraschende Hilfe gebracht – in vielen anderen Fällen allerdings auch überhaupt nichts bewirkt. Gerade das Ohr spiegelt als »Auge des Gemüts« sehr häufig auch tiefere seelische Konflikte wider. Hier muß das gesamte seelische Umfeld in der Blütenmischung Berücksichtigung finden. Ohrensausen ist als körperliches Symptom leider keine ausreichende Grundlage für eine Blütenempfehlung, da sich die Diagnose in der Bach-Blütentherapie immer nach dem individuellen seelischen Befinden richtet. Es gibt aber bereits Ohrenärzte, die sich mit der Bach-Blütentherapie beschäftigen.

Kann man Schuppenflechte mit Bach-Blüten behandeln? Welche Blüten eignen sich?

Bei Schuppenflechte (Psorias), einer chronischen Erkrankung, sollte man nicht auf eigene Faust mit den Bach-Blüten experimentieren. Bei diesem Hautleiden sind die Erfahrungen mit den Bach-Blüten – kombiniert mit Ernährungsumstellung – im allgemeinen recht gut. Allerdings können auch hier keine Hinweise auf bestimmte Blüten gegeben werden, weil die meist komplexe, individuelle seelische Symptomatik entscheidend ist.

Welche Blütenkonzepte stehen mit den verschiedenen Darmbeschwerden wie Verstopfung, Durchfall oder Blähungen in Zusammenhang?

Interessanterweise hat sich Dr. Bach intensiv mit dem Studium von anormaler Darmflora beschäftigt und auch eigene Präparate aus Darmbakterien, die sogenannten Bach-Nosoden, hergestellt, bevor er die Blütentherapie entwickelte. Die Tätigkeit des Darmes spiegelt auch – symbolisch gesehen – die Verarbeitung geistiger Inhalte wider. Viele Magen- und Darmbeschwerden konnten mit Hilfe der Bach-Blüten erfolgreich gelindert werden. Bei Menschen, die zu Durchfall neigen, findet man häufig *Rock Rose*-Strukturen. Blähungen stehen mitunter in Zusammenhang mit Wutgefühlen *(Holly)*, Verstopfungen dagegen hängen oft zusammen mit der Angst, innerlich loszulassen *(Cherry Plum)*. Dieses sind allerdings keine allgemeinverbindlichen Hinweise; im einzelnen Fall ist es wichtig zu prüfen, mit welchen seelischen Negativhaltungen die jeweiligen Beschwerden einhergehen, so daß eine individuelle Mischung erstellt werden kann.

Mit welchen Bach-Blütenkonzentraten lassen sich Augenleiden behandeln, beispielsweise grüner Star?

Auf dem Gebiet der Augenheilkunde liegen bisher noch keine ausreichenden Erfahrungen mit der Bach-Blütenthera-

pie vor. Im Prinzip bestehen auch hier – häufiger als man denkt – Verbindungen zwischen organischen und seelischen Symptomen. In der Ganzheitsmedizin werden Vermutungen darüber angestellt, auf welche Weise die verschiedenen Formen der Fehlsichtigkeit mit bestimmten seelischen Fehlhaltungen zusammenhängen. Hier ist man aber noch am Anfang der Beobachtung.
Die Bach-Blütentherapie kann auf jeden Fall **begleitend** eingesetzt werden, wobei man sich, wie gewohnt, an den akuten seelischen Zuständen orientiert – körperliche Heilerfolge sollte man jedoch nicht unbedingt erwarten. Wichtig ist auch, ob die Fehlsichtigkeit erblich bedingt oder erst entstanden ist, da sich vererbte Kurzsichtigkeit erfahrungsgemäß schwerer beeinflussen läßt als erworbene Kurzsichtigkeit. Menschen, deren Sehvermögen leicht beeinträchtigt war – ohne daß es sich dabei um ernste Sehstörungen gehandelt hätte –, berichten, daß sie nach längerer Einnahme der Bach-Blüten wieder klarer sehen konnten.

Wird die Wirkung der Blütenmischung beeinträchtigt, wenn man lange am Computer arbeitet?

Es ist nicht bekannt, daß die Wirkung der Bach-Blüten durch andauernde Bildschirmarbeit beeinträchtigt wird. Allerdings sollten Sie im Interesse Ihrer Gesundheit ohnehin darauf achten, daß Sie ausreichende Pausen machen. Die Bach-Blüten können in keinem Fall Schäden beseitigen, die eine einseitige Dauerbelastung hinterläßt.

Welche Blütenkonzepte können bei Schlafstörungen eine Rolle spielen?

Der Schlaf ist ein sensibles Barometer unserer inneren Befindlichkeit und seelischen Ausgeglichenheit. Oft ist der gestörte Schlaf das erste Anzeichen dafür, daß etwas nicht

stimmt; in seelischen Krisensituationen leidet schließlich jeder unter Schlafstörungen. Die seelischen Ursachen der Beschwerden sind auch hier wieder individuell, obwohl einige Blütenkonzepte erfahrungsgemäß häufiger beteiligt sind.
Erwachsene leiden nicht selten unter von unaufhörlichen Gedankenkreisen begleiteter Schlaflosigkeit *(White Chestnut)*; dagegen schlafen Kinder oft unruhig, weil sie von vagen Ängsten geplagt werden *(Aspen, Rock Rose)*. Kinder, die abends so munter und »überdreht« sind, daß sie einfach nicht zu Bett gehen wollen, brauchen häufig *Rescue* und *Vervain*. Wer vor lauter Sorgen keinen Schlaf findet, sollte an *Sweet Chestnut* und *Rescue* denken. Überlegen Sie aber selbst, mit welchen negativen Verhaltensmustern Ihre eigenen Schlafstörungen zusammenhängen, und wählen Sie die Bach-Blüten entsprechend aus.

Warum bekommt man Kopfschmerzen, und mit welcher Bach-Blüte kann man dagegen angehen?

Ein derart weitverbreitetes Leiden wie Kopfschmerzen kann vielfältige Ursachen haben und muß immer zuerst medizinisch abgeklärt werden. Wenn der Arzt keine medizinische Ursache für Ihre Beschwerden findet, versuchen Sie einmal selbst, die begleitenden negativen Gemütszustände zu erkennen.
In welchen Situationen treten Ihre Kopfschmerzen auf? Wie fühlen Sie sich seelisch, wenn Sie Kopfschmerzen haben? Haben Sie diese Beschwerden, wenn Sie sich geistig erschöpft fühlen *(Hornbeam)*, oder reagieren Sie mit dem Kopfschmerz vielleicht auf eine vorübergehende Überforderung *(Elm)*? Plagt Sie das Gefühl, ständig zu viele Gedanken im Kopf zu haben *(White Chestnut)*? Diese Beispiele verdeutlichen nur einige mögliche Zusammenhänge und sollen

Sie dazu anregen, Ihren persönlichen seelischen Negativhaltungen auf die Spur zu kommen.

3. Anwendung der Bach-Blüten bei Kindern, Tieren und Pflanzen

In diesem Kapitel erfahren Sie ...

... wann es sinnvoll ist, Kindern die Bach-Blütenkonzentrate zu geben.

... wie Sie die richtigen Bach-Blüten für Kinder herausfinden.

... wie die Bach-Blütenkonzentrate bei Tieren angewendet werden.

... wie Sie die Bach-Blüten bei Pflanzen einsetzen können.

Ich habe gehört, daß mitunter schon Kinder mit Bach-Blüten behandelt werden – wieso eigentlich?

Durch die Erkenntnisse der modernen Psychologie wissen wir, daß die Vorstellung vom »glücklichen Land der Kindheit« eher dem Wunschdenken der Erwachsenen als der Gefühlswelt des Kindes entspricht.

Die Bach-Blüten für Kinder

- Besonders empfehlenswert, da seelische Ursachen viel offensichtlicher zutage treten als beim Erwachsenen und häufig im Krankheitsfall mit zu starken Mitteln behandelt werden.
- Kinder sprechen schneller auf die Bach-Blüten an; im akuten Zustand in wenigen Stunden oder Tagen.
- Bei chronischen Beschwerden (z. B. Bettnässen) sollten auch die Eltern Bach-Blüten einnehmen, wenn der Erfolg von Dauer sein soll.
- Kinder geben deutlich zu erkennen, wann eine Mischung benötigt, bzw. wann sie nicht mehr gebraucht wird.
- Diagnose wie beim Erwachsenen; zusätzlich »Spontanwahl« (etwa bis zur Vorpubertät). Kinder wissen meist besser, was sie brauchen, als ihre Eltern denken.
- Dosierung grundsätzlich wie beim Erwachsenen; Zubereitung auch ohne Alkohol möglich. Wegen der kürzeren Einnahmezeit sind kleinere Einnahmeflaschen (10-20 ml) sinnvoll.

Krankheiten im Kindesalter hängen fast immer mit der seelischen Situation des Kindes zusammen. Das Kind lebt ja noch stärker auf der Gefühlsebene und reagiert beispielsweise bei Konflikten mit Eltern oder Geschwistern mit heftigen Gefühlen wie Angst oder Wut. Wenn diesen seelischen Symptomen und den häufig damit verbundenen körperlichen Symptomen im Kindesalter nicht die angemessene Aufmerksamkeit zuteil wird, kann das im Erwachsenenalter zu ernsten psychischen Störungen oder schwerwiegenden körperlichen Erkrankungen führen. Mit den Bach-Blüten, die eine Harmonisierung auf der Seelenebene bewirken, kann man verhindern, daß die betreffenden seelischen Negativhaltungen in der Persönlichkeit fixiert werden. Kinder sprechen erfahrungsgemäß schnell und nachhaltig auf die Bach-Blütenkonzentrate an.

Wie kommt man bei Kindern zur Auswahl der geeigneten Blüten?

Die Auswahl der Blüten wird bei Erwachsenen anhand der **akuten** negativen seelischen Symptome vorgenommen, was bei Kindern oft leichter ist, da die negativen Gefühlshaltungen klarer in Erscheinung treten und daher besser zu erkennen sind. Als zusätzliche Diagnosehilfe hat sich bei Kindern bis zu acht oder neun Jahren die »Spontanwahl« bewährt. Das Kind greift aus allen *stock bottles* intuitiv die Bach-Blütenfläschchen heraus, die es gerade benötigt. Bei älteren Kindern ist diese Methode erfahrungsgemäß weniger zuverlässig.

Sind die Bach-Blüten für Kinder nicht zu stark, muß man mit Nebenwirkungen rechnen?

Nein, diese Annahme beruht auf einem Fehlverständnis, denn es handelt sich ja bei den Blütenkonzentraten nicht um herkömmliche Medikamente. Die Wirkung zielt auf die seelische Ebene, die bei Kindern grundsätzlich nicht anders strukturiert ist als bei Erwachsenen. Die energetischen Impulse der Blüten harmonisieren negativ blockierte Seelenzustände so lange, bis eine seelische Harmonisierung eingetreten ist. Kinder geben aber präziser zu erkennen, wann dieser Zeitpunkt erreicht ist und weigern sich dann nachdrücklich, die Bach-Blüten weiter einzunehmen. Die Praxis hat gezeigt, daß Kinder viel schneller auf die Bach-Blütenkonzentrate ansprechen, die Einnahmedauer ist daher in den meisten Fällen kürzer als bei Erwachsenen.

Besteht nicht die Gefahr, daß Kinder mit den Bach-Blüten manipuliert werden?

Die Bach-Blüten können grundsätzlich kein Instrument zur Manipulation sein, weder bei Erwachsenen noch bei Kindern. Dies hängt einerseits damit zusammen, daß die Blütenkonzentrate ausschließlich dann wirksam werden, wenn sie auch tatsächlich benötigt werden. Andererseits dienen die Blüten der Persönlichkeitsentwicklung und führen den Menschen auf den Weg zu sich selbst zurück – also auf eine Ebene, wo er immer weniger manipulierbar wird. Selbst wenn man die Bach-Blüten in manipulativer Absicht einsetzen würde, um beispielsweise aus einem lebhaften Kind ein braves, angepaßtes Kind zu machen, wird man damit nicht den gewünschten Erfolg erzielen, wenn die wahre Natur des Kindes lebhaft ist. Es werden nur diejenigen Blütenimpulse angenommen, die tatsächlich der eigenen Entwicklung förderlich sind, das heißt, die Konzentrate wirken nur dort harmonisierend, wo ein akuter disharmonischer Zustand besteht. Man kann mit den Bach-Blüten keine Zustände hervorrufen, die nicht bereits im Charakter des Kindes angelegt sind.

Können die Bach-Blüten auch während Schwangerschaft und Geburt eingenommen werden?

Ja, gerade auf diesem Gebiet sind die Erfahrungen ausgesprochen positiv. Frauen, die während der Schwangerschaft Bach-Blüten einnehmen, profitieren nach eigenen Aussagen eindeutig von dieser Therapie. In der Schwangerschaft wechseln die seelischen Zustände häufig besonders rasch, oder man erlebt plötzliche Stimmungseinbrüche. Solche Ge-

mütsschwankungen lassen sich mit Hilfe der Bach-Blüten gut ausgleichen, wobei sich die oben beschriebene Spontanwahl hier zusätzlich bewährt hat.
Unmittelbar vor der Geburt wird häufig *Rescue* eingesetzt, da die Geburt heute vielfach als große seelische Belastung und Ausnahmesituation empfunden wird.

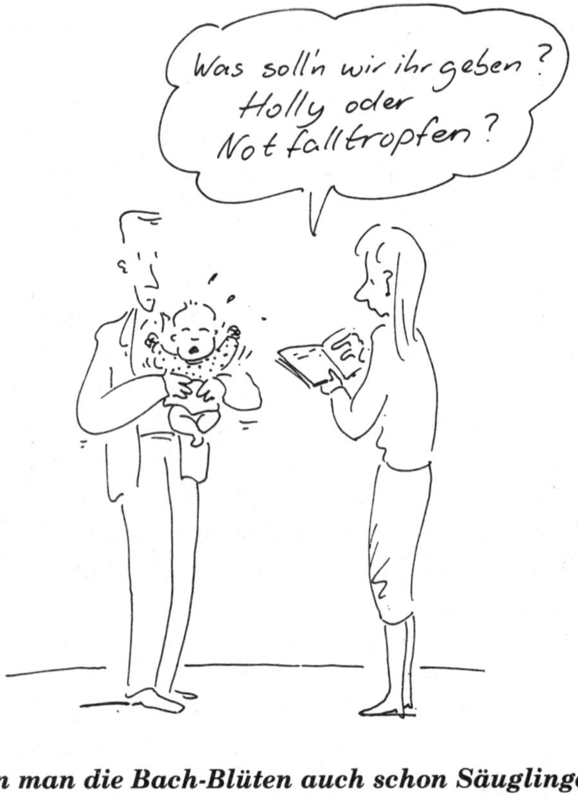

Kann man die Bach-Blüten auch schon Säuglingen geben, und wie ist die Anwendung bei stillenden Müttern?

Da die Bach-Blütenkonzentrate nur harmonisierend wirken und eine Überdosierung nicht möglich ist, können die Blüten im Bedarfsfall auch Säuglingen ohne Bedenken verab-

reicht werden. Weil es sich meist um akute vorübergehende Gemütssymptome handelt, kann die Einnahmemischung ohne Alkohol zubereitet werden, oft genügt auch eine kleinere Einnahmeflasche (10 ml).
Solange gestillt wird, müssen die Tropfen nicht direkt dem Säugling verabreicht werden – es genügt, wenn die Mutter sie einnimmt. In den meisten Fällen, in denen die Eltern glauben, ihrem Säugling Bach-Blüten geben zu müssen, wäre es erfolgversprechender, wenn die Eltern selbst Bach-Blüten einnehmen würden.

Ist der Alkoholgehalt der Blütenkonzentrate für Neugeborene und Säuglinge schädlich?

Eine Einnahmemischung – also ein Tropfen Konzentrat auf 10 ml Wasser – enthält sehr wenig Alkohol, z. B. weniger als viele homöopathische Medikamente, und kann daher unbedenklich gegeben werden. Alkohol zur Konservierung der Einnahmemischung ist in der Regel überflüssig, wäre aber auch nicht schädlich.

Mein Sohn hat in der Schule große Schwierigkeiten, und ich möchte gerne versuchen, ob ihm die Bach-Blüten helfen. Wie finde ich die richtigen heraus?

Gehen Sie ganz einfach von den Gefühlszuständen aus, die Sie bei Ihrem Sohn beobachten, und stellen Sie daraufhin eine entsprechende Blütenmischung zusammen. Falls Ihr Sohn noch jünger ist (bis zirka neun Jahre), können Sie ihn auch auffordern, sich seine Blüten spontan zu wählen. Vergleichen Sie dieses Ergebnis mit Ihrer eigenen Einschätzung, besprechen Sie je nach Möglichkeit die in Frage kommenden Konzepte und entscheiden Sie dann.
Meist sind die negativen Gemütszustände bei Kindern leicht zu identifizieren. Bei Schulproblemen sind häufig

Konzentrationsschwierigkeiten beteiligt, die aber verschiedene seelische Ursachen haben können, wie z. B. Angst, Minderwertigkeitsgefühle oder Eifersucht. Wenn Sie einen Versuch mit den Bach-Blüten unternehmen, werden die Reaktionen Ihres Sohnes Ihnen bald zeigen, ob Sie mit Ihrer Blütenmischung richtigliegen. Falls das Kind gar nicht auf die Bach-Blüten anspricht, gibt es zwei Möglichkeiten. Entweder haben Sie nicht die richtigen Blüten gefunden, dann sollten Sie daran denken, einen Bach-Behandler aufzusuchen, der auch Erfahrungen mit Kindern hat. Häufig übersehen die Eltern trotz guter Absicht die eigentlichen Wurzeln des Problems, da sie dem Kind sozusagen zu nahe sind. Hier ist eine neutrale Person oft eher dazu in der Lage, eine objektive, treffsichere Diagnose zu stellen. Die andere Möglichkeit, die zu erwägen wäre: vielleicht braucht das Kind zu diesem Zeitpunkt gar keine Bach-Blüten, sondern muß seine Konflikte auf andere Weise austragen lernen.

Meine Tochter wehrt sich plötzlich dagegen, die Bach-Blütenmischung einzunehmen, die sie am Tag zuvor noch gerne geschluckt hat – woran kann das liegen?

Da die natürliche sensitive Wahrnehmungsfähigkeit im Kindesalter noch zuverlässig ist, »wissen« Kinder häufig selbst, ob sie die Bach-Blüten benötigen oder nicht. Häufig stellen Eltern fest, daß das Kind plötzlich die Einnahme verweigert oder auf einmal von selbst nach den Tropfen verlangt. Die Reaktion Ihrer Tochter sollten Sie also ernst nehmen, da Kinder sehr genau spüren, ob und wann ihnen die Einnahme guttut.

Können die Bach-Blüten auch bei Pubertätsproblemen helfen, wie etwa bei gehemmtem oder aggressivem Verhalten?

Gerade während der Pubertät, im beginnenden Selbstwerdungsprozeß, haben Jugendliche verstärkt mit seelischen Problemen zu kämpfen. Die Bach-Blüten können helfen, die oft heftigen Stimmungsschwankungen auszugleichen. Allerdings werden die Eltern dann zumeist nicht mehr als »Behandler« akzeptiert und sind tatsächlich auch nicht dazu geeignet. Die Eltern sind in der Regel Teil der seelischen Konfliktsituation des jungen Menschen und daher auch nicht zu einer objektiven Diagnose in der Lage. Wenn Sie den Eindruck haben, daß die seelische Problematik schwerwiegender ist, sollten Sie den Besuch bei einem neutralen fachkundigen Behandler oder Therapeuten anregen.
Oft greifen junge Menschen nach anfänglicher Ablehnung die Gedanken Edward Bachs begeistert auf – man sollte Jugendliche also nicht zwingen, sondern ihnen Zeit lassen, die Bach-Blüten für sich selbst zu entdecken.

Gibt es Erfolge bei der Behandlung von Bettnässern mit Bach-Blüten?

Da diese Erscheinung meistens seelische Ursachen hat, lassen sich mit den Bach-Blüten sehr gute Erfolge erzielen. Es gibt allerdings auch hier kein Patentrezept gegen Bettnässen. Neben der akuten Gefühlslage des Betroffenen ist auch das gesamte Familienklima wichtig. Oft tragen innerfamiliäre Spannungen dazu bei, daß ein Kind die belastende Situation im Bettnässen gewissermaßen ausreagiert. Empfehlenswert ist deshalb, mindestens ein Familienmitglied in die Bach-Blütentherapie mit einzubeziehen.
Die Fallbeschreibung eines mit Bach-Blüten erfolgreich behandelten Bettnässer-Patienten befindet sich im »Lehrbuch für die Arzt- und Naturheilpraxis«.

Ich möchte, daß mein Sohn später harmonisch und ausgeglichen wird, damit er es im Leben leichter hat. Wäre es da nicht am besten, ihm die Bach-Blüten ständig zu geben?

So verständlich Ihr Wunsch auch ist, so verkehrt wäre es, Ihrem Sohn dauerhaft Bach-Blüten verabreichen zu wollen. Manche Eltern hoffen und glauben, daß der Charakter ihres Kindes auf diese Weise so harmonisch wird, daß sein Leben als Erwachsener später völlig konfliktfrei verläuft. Dies ist ein Irrtum und entspricht auch nicht der Zielsetzung der Bach-Blütentherapie. Für die Entwicklung jedes Kindes sind gewisse Krisen und Konflikte notwendig; die Bach-Blüten sollen ihm diese Schwierigkeiten nicht nehmen, sondern dazu verhelfen, seelisch konstruktiver damit umzugehen, um daran zu wachsen. Dazu gehört, daß das Kind manche dieser Schwierigkeiten schmerzlich selbst erlebt. Es wäre also nicht angebracht, alles »wegharmonisieren« zu wollen. Kinder spüren im allgemeinen selbst am besten, ob und zu welchem Zeitpunkt ihrer Entwicklung ihnen die Bach-Blüten guttun und zeigen dies auch recht deutlich. So reagiert ein Kind, das im Alter von sechs Jahren bei Schulschwierigkeiten eine bestimmte Blütenmischung gerne eingenommen hatte, zu einem späteren Zeitpunkt in einer vergleichbaren Situation ablehnend und verweigert die Einnahme. Das Kind spürt instinktiv, daß es jetzt anders mit den Schwierigkeiten umgehen muß.

Achten Sie auf solche Signale: Wenn Ihr Sohn zeigt, daß er die Bach-Blüten nicht einnehmen will, dann können Sie davon ausgehen, daß sie ihm in der betreffenden Situation auch nicht helfen würden. Es hieße, die Idee der Bach-Blütentherapie gründlich mißverstanden zu haben, wollte man Kindern die Bach-Blüten aufzwingen.

Bach-Blüten und Haustiere

- Tiere reagieren unmittelbar auf die Bach-Blüten, im Prinzip noch schneller als Kinder.
- Bei anhaltenden chronischen Störungen sollte auch der Tierhalter Bach-Blüten nehmen, da zwischen ihm und seinem Tier energetisch eine Wechselbeziehung besteht.
- Diagnose nach dem Verhalten des Tieres stellen; im Zweifelsfall nach dem Charakter des Tierhalters. Oft leben Tiere unbewußte Gefühlsmuster ihrer Besitzer aus.
- Dosierung wie beim Menschen. Bei kleineren Tieren (z. B. Hamster) Tropfenzahl reduzieren.
- Schäden, die durch nicht artgerechte Tierhaltung entstanden sind (etwa Agression bei Hunden durch zu wenig Auslauf), lassen sich durch Bach-Blüten nicht beheben.

Gibt es eigentlich feste Dosierungsvorschriften für Tiere?

In der Literatur wie auch in der Praxis findet man hierzu unterschiedliche Angaben. Die tägliche Dosis richtet sich auch nach der Größe des Tieres. Hamster oder Meerschweinchen benötigen sicher nicht die Standardmenge von viermal vier Tropfen, hier wäre etwa eine zwei- bis dreimal verabreichte Dosis von einem Tropfen ausreichend. Große Tiere wie Pferde oder Kühe brauchen dagegen sicher die drei- bis vierfache Menge der Standarddosis.
Für die Verabreichung gibt es verschiedene Möglichkeiten, man träufelt die Tropfen dem Tier entweder direkt in das Maul, oder man gibt sie in das Futter oder Trinkwasser.

Manche Tierhalter geben die Tropfen auch auf die Nase des Tieres, weil es sie dann automatisch ableckt.

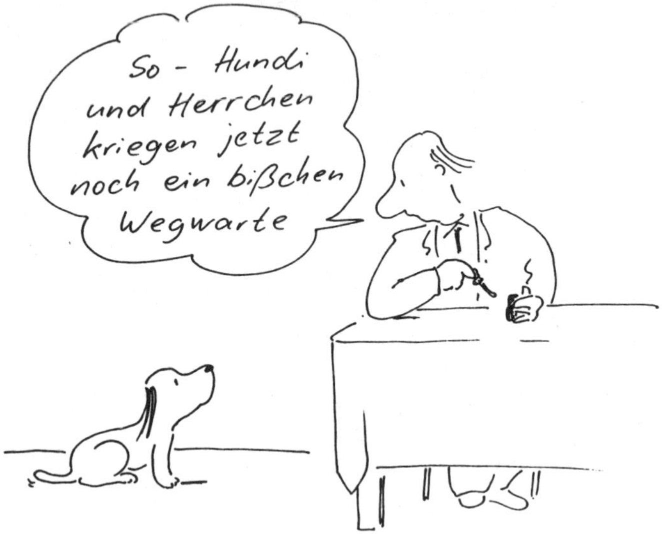

Wie finde ich heraus, wie sich mein Tier fühlt, um ihm die passenden Bach-Blüten verabreichen zu können?

Natürlich können Sie Ihren Hund nicht fragen, wie er sich gerade fühlt. Dennoch zeigen Tiere neben gewissen Art- oder Rassemerkmalen meist einen recht individuellen Charakter, was viele Tierhalter bestätigen können. Hier liegt auch der Ansatzpunkt für die Bach-Blütenbehandlung. Beobachten Sie das Verhalten des Tieres genau: ist es ängstlich oder eher wild und ungestüm, reagiert es nervös oder aggressiv? Auf diese Weise können Sie leicht die geeigneten Blüten für das Tier herausfinden. Mitunter lohnt es sich, wenn man das auffällige Verhalten eines Tieres in Beziehung zu seiner unmittelbaren Umgebung setzt. Tiere spiegeln in ihrem Verhalten häufig Konflikte ihres Umfeldes wider. Möglicherweise lernen Sie so auch noch etwas Neues über sich selbst.

Wie finde ich die passende Blüte für mein Pferd, wenn ich das Gefühl habe, jede würde sich eignen?

Vielleicht sollten Sie sich zunächst noch einmal fragen, ob überhaupt negative Verhaltens- oder Gemütssymptome bei Ihrem Pferd vorliegen. Möglicherweise erscheinen Ihnen deshalb alle Blüten oder keine zutreffend, weil sich das Tier in einem ausgeglichenen Zustand befindet. Verabreichen Sie die Blüten nur dann, wenn eine Harmonisierung auch tatsächlich notwendig erscheint.
Sollten Sie dennoch das Gefühl haben, daß das Tier Bach-Blüten benötigt, berücksichtigen Sie bei der Zusammenstellung der Mischung Ihre eigene akute persönliche Gefühlssituation sowie Ihr persönliches Verhältnis zu Ihrem Pferd. Es wäre sicher lohnend herauszufinden, welche Ihrer eigenen Gefühle das Verhalten Ihres Pferdes widerspiegelt.

Ich werde demnächst mit meiner Familie umziehen. Soll ich unserer Katze vorsorglich Bach-Blüten geben, um ihr die Umstellung zu erleichtern, und welche Blüten wären da geeignet?

Der Wohnungswechsel ist eine Situation, die für Katzen naturgemäß eine besondere Belastung bedeutet. Es ist daher grundsätzlich eine gute Idee, die Bach-Blüten einzusetzen, damit sich Ihre Katze besser und schneller umgewöhnen kann.
Für die akute Umzugssituation wäre vermutlich *Rescue* geeignet; für den Verlust der gewohnten Umgebung und das

Eingewöhnen in der Fremde könnte man an *Honeysuckle* und *Walnut* denken. Falls das Tier nach dem Umzug andere ausgeprägte Verhaltensweisen zeigt, sollten Sie diese Reaktionen berücksichtigen und die entsprechenden Blüten verabreichen.

Der Schäferhund meines Bruders ist sehr aggressiv, spricht aber auf die passenden Blüten – ich habe unter anderem Holly und Vine ausprobiert – bislang nicht an. Nun ist mein Bruder selbst ein sehr aggressiver Typ, der die Bach-Blütentherapie für sich selbst total ablehnt. Kann hier ein Zusammenhang im Verhalten von Mensch und Hund bestehen?

Diese Vermutung liegt nahe, denn wir wissen heute, daß das Haustier dem Menschen häufig gewisse seelische Probleme »abnimmt« und stellvertretend auslebt. Die Praxis der Bach-Blütenbehandlung bei Tieren hat ergeben, daß chronische seelische Negativzustände des Tieres oft nicht erfolgreich behandelt werden konnten, wenn nicht gleichzeitig der Tierhalter mitbehandelt wurde. Oft reicht es sogar aus, ausschließlich den Tierhalter mit Bach-Blüten zu behandeln, da das Tier dessen Verhalten widerspiegelt. So hat man beispielsweise beobachtet, daß die unkontrollierten Wutausbrüche eines Hundes plötzlich ausblieben, nachdem sein Besitzer *Cherry Plum* eingenommen hatte. In dem von Ihnen geschilderten Fall wird sich vermutlich das aggressive Verhalten des Tieres dauerhaft nicht beeinflussen lassen, solange Ihr Bruder nicht zu einer ausgeglicheneren seelischen Haltung findet.

Mein junger Dackel bleibt vor jeder Straßenkreuzung jaulend stehen und läßt sich nur widerstrebend auf die andere Straßenseite zerren, was jeden Spaziergang

zur Qual macht. Ob ihm die Bach-Blüten wohl helfen können?

Ein Versuch mit den Bach-Blüten wird sich, soweit man das nach Ihrer Schilderung beurteilen kann, vermutlich lohnen. Das Verhalten des Tieres scheint auffallend ängstlich *(Mimulus)*, vielleicht hängt die Reaktion beim Überqueren einer Straße auch mit einem früheren Schockerlebnis zusammen *(Star of Bethlehem)*. Für welche Blüten Sie sich auch entscheiden – fügen Sie auf jeden Fall *Rescue* hinzu, da Tiere erfahrungsgemäß besonders rasch und positiv darauf ansprechen.

Bach-Blüten und Pflanzen

- ✧ Alle Pflanzen reagieren hervorragend auf die harmonischen Pflanzenenergien der Bach-Blüten.
- ✧ In der Regel ist es ausreichend, wenn man *Rescue* ins Gießwasser gibt, zum Beispiel nach Umzug, Umtopfen, Sturz usw.
- ✧ Zimmerpflanzen profitieren erfahrungsgemäß von der Blütenmischung des Pflanzenbesitzers. Reste alter Einnahmemischungen sollten stets ins Gießwasser gegeben werden.

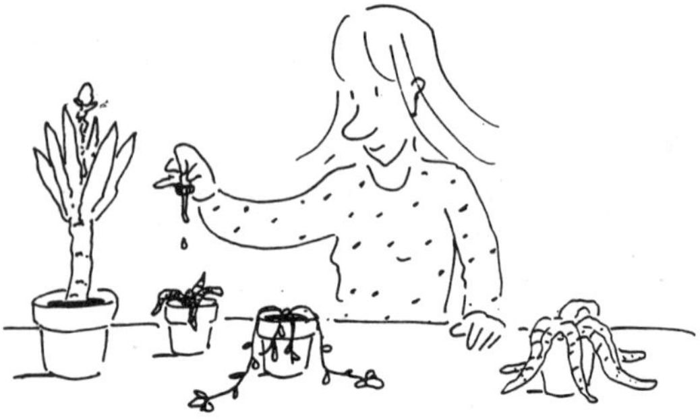

IV

Die 38 Bach-Blüten und Rescue

Besteht die Möglichkeit, daß noch weitere Bach-Blüten entdeckt werden?

Für das System der Bach-Blüten und deren Wirkungsebene sicher nicht. Edward Bach, der sein Werk in vier Schaffensstufen entwickelte und nach jeder Stufe davon überzeugt war, sein Werk wäre damit abgeschlossen, war sich nach Auffinden der letzten Blüten im Sommer 1935 sicher, keine weiteren Seelenzustände und Pflanzen zu entdecken. In dem Bewußtsein, sein Werk nun vollendet zu haben, starb er nur wenige Monate später.
In der Zwischenzeit wurden viele weitere Blütenmittel entdeckt, aus körperlichen Heilpflanzen, Gemüseblüten, Orchideen usw., die aber auf anderen Ebenen wirken als die Original Bach-Blütenkonzentrate.

Wenn von den Bach-Blüten die Rede ist, wird mal von 38 und mal von 39 Konzentraten gesprochen – wieviele sind es denn nun wirklich?

Es gibt genau 38 Bach-Blüten – das heißt 37 Konzentrate der von Bach entdeckten Pflanzen sowie ein nach der gleichen Methode aufbereitetes Wasser aus einer heilkräftigen Quelle – die den 38 archetypischen menschlichen Seelenzuständen entsprechen. *Rescue* (Notfall- oder Erste-Hilfe-Tropfen) wird häufig als »Nr. 39« bezeichnet, ist jedoch ein **Kombinationspräparat** aus fünf einzelnen Bach-Blüten. Genaugenommen gibt es also **38** Bach-Blüten, aber **39** Bach-Blütenkonzentrate.

Warum soll es eigentlich ausgerechnet 38 archetypische Seelenzustände geben? Könnten es nicht ebensogut 43 oder 89 oder 25 sein?

Diese Frage liegt nahe und ist nicht einfach zu beantworten. In der Esoterik unterscheidet man »Heilungszahlen« für körperliche Heilungen, seelische Heilungen sowie geistige Heilungszahlen. Die seelische Heilungszahl ist 38. Die Praxis der letzten 60 Jahre hat es bestätigt: Edward Bach schuf mit seinen 38 Blütenessenzen ein überschaubares System, das sich einfach kombinieren läßt. Wenn man sogenannte neu entdeckte Seelenzustände wirklich genau analysiert, wird man erkennen, daß sich alle auf den ersten Blick neu erscheinenden Gemütszustände auf einen der Bachschen archetypischen Seelenzustände oder eine Kombination derselben zurückführen lassen. Hier zeigt sich das geniale Prinzip der Einfachheit *(simplicity),* das das Schaffen von Dr. Bach auszeichnet.

In der umfangreichen Bach-Literatur taucht irgendwo ein als ›Zypressus‹ bezeichnetes Mittel auf. Handelt es sich dabei um eine weitere Bach-Blüte?

Das Heilmittel »Zypressus« erwähnt Edward Bach in einer seiner älteren Schriften, die er nicht zur Veröffentlichung freigegeben hat. Es handelt sich um eine Pflanze, die er im Laufe seiner Forschungen näher untersuchte, später aber wegen ihrer nicht ausreichend hohen Schwingungsqualität wieder verwarf. Für das System der 38 Bach-Blüten hat diese Pflanze keinerlei Bedeutung.

2. Die 38 Bach-Blüten kurz gefaßt

Die nachfolgende Beschreibung der 38 Bach-Blüten für den »Hausgebrauch« dient der ersten Orientierung und Übersicht. Die ausführlichste Beschreibung der 38 Bach-Blütenzustände finden Sie in dem Buch »Bach-Blütentherapie, Theorie und Praxis«.

Das Bach-Blütensystem

- Es umfaßt die Tonleiter der 38 archetypischen, negativen seelischen Verhaltensmuster der menschlichen Natur.
- Diese allgemeinmenschlichen Verhaltensmuster sind unabhängig von Alter, Geschlecht und Rasse.
- Das Bach-Blütensystem funktioniert nach dem Prinzip der Einfachheit *(simplicity)*.
- Alle Bach-Blütenkonzentrate sind in beliebiger, individuell benötigter Zusammenstellung untereinander kombinierbar. In der Regel genügt eine Anzahl von vier bis sechs Blüten.
- Für eine Einnahmemischung mit sechs Bach-Blüten gibt es 2.760.681 individuelle Kombinationsmöglichkeiten!
- Die Bach-Blütentherapie ist grundsätzlich mit allen anderen Therapieformen kombinierbar, von der Naturheilkunde zur Allopathie.

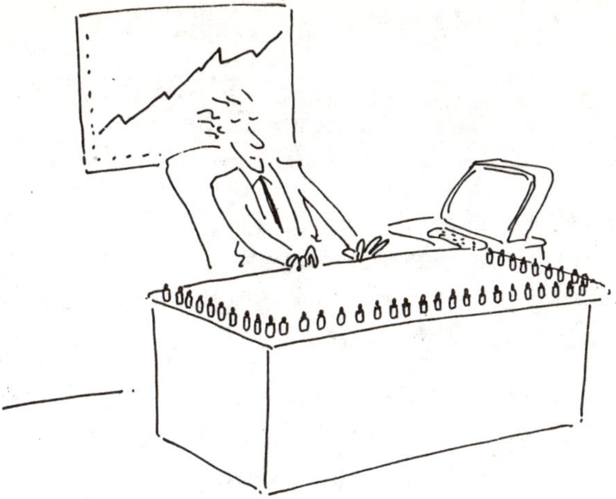

1. **AGRIMONY** (Odermennig)

Die Konfrontations-Blüte

Potential: Bereitschaft zur Auseinandersetzung

Diese Blüte braucht man, wenn …

… man versucht, quälende Gedanken und innere Unruhe hinter einer Fassade von Fröhlichkeit und Sorglosigkeit zu verbergen.

Positive Entwicklungsmöglichkeiten:

Man ist sich selbst und anderen gegenüber aufrichtiger und gewinnt an Konfrontationsfähigkeit bei Konflikten.

2. **ASPEN** (Zitterpappel)

Die Ahnungs-Blüte

Potential: Bewußte Sensibilität

Diese Blüte braucht man, wenn ...

... man von unerklärlichen, vagen Ängsten und Vorahnungen geplagt wird oder sich insgeheim vor irgendeinem drohenden Unheil fürchtet.

Positive Entwicklungsmöglichkeiten:

Man gewinnt die Fähigkeit, die eigene Sensitivität realistischer einzuschätzen und besser damit umzugehen.

3. **BEECH** (Rotbuche)

Die Toleranz-Blüte

Potential: Verständnisfähigkeit

Die Blüte braucht man, wenn ...

... man überkritisch und intolerant reagiert, anderen gegenüber wenig Mitgefühl und Einfühlungsvermögen aufbringen kann.

Positive Entwicklungsmöglichkeiten:

Man hat Verständnis für die unterschiedlichen menschlichen Verhaltensweise und gewinnt eine tolerantere Haltung.

4. **CENTAURY** (Tausendgüldenkraut)

Die Willens-Blüte

Potential: Willensstärke

Diese Blüte braucht man, wenn …

… man anderen nur schwer etwas abschlagen kann; der eigene Wille ist so schwach, daß man sich immer wieder ausnutzen läßt.

Positive Entwicklungsmöglichkeiten:

Man lernt, seine eigenen Bedürfnisse besser zu erkennen und diese auch zum Ausdruck zu bringen.

5. **CERATO** (Bleiwurz oder Hornkraut)

Die Intuitions-Blüte

Potential: Der inneren Stimme vertrauen

Diese Blüte braucht man, wenn …

… man der eigenen Urteilsfähigkeit mißtraut und daher ständig andere um Rat fragt; man läßt sich leicht fehlleiten.

Positive Entwicklungsmöglichkeiten:

Man lernt, seine eigene Intuition wahrzunehmen und ihr zu vertrauen; man bildet sich seine eigene Meinung und steht dazu.

6. **CHERRY PLUM** (Kirschpflaume)

Die Loslaß-Blüte

Potential: Gelassenheit

Diese Blüte braucht man, wenn ...

... es schwer fällt, innerlich loszulassen; man steht unter großer Spannung und hat Angst vor seelischen Kurzschlußhandlungen.

Positive Entwicklungsmöglichkeiten:

Es gelingt, sich innerlich zu entkrampfen; man gewinnt Gelassenheit in spannungsreichen Situationen.

7. **CHESTNUT BUD** (Knospe der Roßkastanie)

Die Lern-Blüte

Potential: konstruktive Erfahrungsverarbeitung

Diese Blüte braucht man, wenn ...

... man immer wieder in die gleichen Schwierigkeiten gerät, weil man seine Erfahrungen nicht wirklich verarbeitet.

Positive Entwicklungsmöglichkeiten:

Man lernt, die täglichen Erfahrungen bewußter zu verarbeiten und konstruktiver umzusetzen.

8. **CHICORY** (Wegwarte)

Die Taktik-Blüte

Potential: Uneigennützigkeit

Diese Blüte braucht man, wenn ...

... man sich bewußt oder unbewußt überall einmischt und dazu neigt, anderen seine Hilfe aufzudrängen; besitzergreifende Persönlichkeitshaltung.

Positive Entwicklungsmöglichkeiten:

Spontanere Gefühlszuwendung zu anderen, ohne ihnen dabei unmerklich die eigenen Forderungen aufzudrängen.

9. **CLEMATIS** (Weiße Waldrebe)

Die Tagträumer-Blüte

Potential: Gegenwartsbewußtsein

Diese Blüte braucht man, wenn ...

... man mit seinen Gedanken ständig abwesend ist; man zeigt wenig Aufmerksamkeit für das, was um einen herum vorgeht.

Positive Entwicklungsmöglichkeiten:

Man wird realitätsbewußter, lebt mehr in der Gegenwart und kann seine kreativen Anlagen praktischer umsetzen.

10. **CRAB APPLE** (Holzapfel)

Die Reinigungs-Blüte
Potential: Reinheit und Ordnung

Diese Blüte braucht man, wenn …
… man sich innerlich oder äußerlich beschmutzt, unrein oder infiziert fühlt; überstarkes Reinheits- und Ordnungsideal.

Positive Entwicklungsmöglichkeiten:
Man entwickelt ein positiveres Verständnis für die eigene Körperlichkeit und mehr Sinn für übergeordnete Zusammenhänge.

11. **ELM** (Ulme)

Die Verantwortungs-Blüte
Potential: Verantwortungsbewußtsein

Diese Blüte braucht man, wenn …
… man auf einmal das Gefühl hat, seiner Aufgabe oder Verantwortung nicht mehr gewachsen zu sein.

Positive Entwicklungsmöglichkeiten:
Man lernt, Verantwortlichkeiten und eigene Bedürfnisse realistischer wahrzunehmen, und sieht die Probleme wieder in ihren richtigen Proportionen.

12. **GENTIAN** (Herbstenzian)

Die Skeptiker-Blüte

Potential: Gottvertrauen

Diese Blüte braucht man, wenn ...

... man skeptisch bis pessimistisch ist und sich leicht entmutigen läßt; man stellt alles und jedes in Frage.

Positive Entwicklungsmöglichkeiten:

Man gewinnt eine positivere Erwartungshaltung und Lebenseinstellung; man entwickelt die Fähigkeit, mit Konflikten zu leben.

13. **GORSE** (Stechginster)

Die Hoffnungs-Blüte

Potential: Hoffnung

Diese Blüte braucht man, wenn ...

... man ohne Hoffnung ist und bewußt oder unbewußt in dem Gefühl lebt, es habe doch keinen Zweck mehr.

Positive Entwicklungsmöglichkeiten:

Man schöpft wieder Hoffnung und gewinnt eine neue Perspektive in schwierigen bis unabänderlichen Lebenssituationen.

14. **HEATHER** (Schottisches Heidekraut)

Die Selbstbezogenheits-Blüte
Potential: Einfühlungsvermögen

Diese Blüte braucht man, wenn ...
... man aufgrund starker seelischer Bedürftigkeit sehr selbstbezogen ist; man sucht ständig Publikum und möchte Zuwendung unbewußt erzwingen.

Positive Entwicklungsmöglichkeiten:
Man kann sich von seiner eigenen Problematik lösen und gewinnt mehr Verständnis und Einfühlungsvermögen für seine Umwelt.

15. **HOLLY** (Stechpalme)

Die Liebes-Blüte
Potential: All-Liebe

Diese Blüte braucht man, wenn ...
... man gefühlsmäßig irritiert ist und von Eifersucht, Mißtrauen, Wut-, Haß- oder Neidgefühlen geplagt wird.

Positive Entwicklungsmöglichkeiten:
Man sieht seine Gefühle in neuer Perspektive, entwickelt Großherzigkeit und ein tieferes Verständnis für die menschliche Gefühlswelt.

16. **HONEYSUCKLE** (Geißblatt)

Die Vergangenheits-Blüte
Potential: Vergessen können

Diese Blüte braucht man, wenn …

… man mit seinen Gedanken und Gefühlen häufig in der Vergangenheit ist, Heimweh hat; man weigert sich unbewußt, bestimmte Ereignisse seiner Vergangenheit zu verarbeiten.

Positive Entwicklungsmöglichkeiten:

Man kann sich konstruktiv mit der eigenen Vergangenheit auseinandersetzen und mehr in der Gegenwart leben.

17. **HORNBEAM** (Weißbuche oder Hainbuche)

Die Müdigkeits-Blüte
Potential: Antriebskraft

Diese Blüte braucht man, wenn …

… man sich mental erschöpft fühlt und glaubt, die täglichen Pflichten nicht bewältigen zu können, es dann aber doch irgendwie schafft.

Positive Entwicklungsmöglichkeiten:

Man gewinnt seelische Spannkraft und geistige Frische und findet zu seinem natürlichen Lebensrhythmus, dem ausgewogenen Verhältnis von Spannung und Entspannung.

18. **IMPATIENS** (Drüsentragendes Springkraut)

Die Geldulds-Blüte
Potential: Geduld

Diese Blüte braucht man, wenn ...
... man ungeduldig und leicht gereizt ist, zu überschießenden Reaktionen neigt; starke innere Motorik.

Positive Entwicklungsmöglichkeiten:
Man gewinnt innere Disziplin, Geduld und Verständnis für andere Menschentypen und lernt, die eigenen Fähigkeiten kooperativ zum Wohle des Ganzen einzusetzen.

19. **LARCH** (Lärche)

Die Selbstvertrauens-Blüte
Potential: Selbstvertrauen

Diese Blüte braucht man, wenn ...
... man Minderwertigkeitskomplexe hat und Fehlschläge erwartet; mangelndes Selbstvertrauen.

Positive Entwicklungsmöglichkeiten:
Man entwickelt Selbstvertrauen auf der Basis eines gesunden Selbstwertgefühls.

20. **MIMULUS** (Gefleckte Gauklerblume)

Die Tapferkeits-Blüte
Potential: Beherztheit

Diese Blüte braucht man, wenn ...

... man schüchtern, scheu, zurückhaltend und furchtsam ist und viele kleine Ängstlichkeiten hat.

Positive Entwicklungsmöglichkeiten:

Man lernt, mit der eigenen Sensibilität besser umzugehen, und findet zu persönlichem Mut, mit dem man über seine Ängste hinauswächst.

21. **MUSTARD** (Wilder Senf)

Die Weltschmerz-Blüte
Potential: Inneres Licht

Diese Blüte braucht man, wenn ...

... man unter plötzlich auftretenden Perioden tiefer Traurigkeit leidet, die ohne erkennbare Ursache kommen und gehen.

Positive Entwicklungsmöglichkeiten:

Man findet zu innerer Stabilität und heiterer Gelassenheit.

22. **OAK** (Eiche)

Die Durchhalte-Blüte
Potential: Ausdauer

Diese Blüte braucht man, wenn ...
... man sich als erschöpfter Kämpfer fühlt, aber allen Widerständen zum Trotz stur weitermacht und nicht aufgibt.

Positive Entwicklungsmöglichkeiten:
Man lernt bei aller Pflichttreue und Einsatzbereitschaft, die eigene Leistungsgrenze zu erkennen.

23. **OLIVE** (Olive)

Die Erschöpfungs-Blüte
Potential: Lebenskraft

Diese Blüte braucht man, wenn ...
... man sich körperlich und seelisch total ausgebrannt und erschöpft fühlt, alles wird einem zuviel.

Positive Entwicklungsmöglichkeiten:
Man erfährt Stärkung und Erholung und lernt, mit der eigenen Lebensenergie sorgfältiger umzugehen.

24. **PINE** (Schottische Kiefer)

Die Verzeihungs-Blüte
Potential: Selbstvergebung

Diese Blüte braucht man, wenn ...
... man sich Vorwürfe macht und sich ständig an allem schuld fühlt; bedrücktes Lebensgefühl.

Positive Entwicklungsmöglichkeiten:
Man entwickelt ein realistisches Gefühl für Verantwortlichkeiten und lernt, sich selbst Fehler zuzugestehen und zu verzeihen.

25. **RED CHESTNUT** (Rote Kastanie)

Die Symbiose-Blüte
Potential: Persönlichkeitswahrung

Diese Blüte braucht man, wenn ...
... man sich um das Wohlergehen anderer mehr Sorgen macht als um das eigene; zu starke symbiotische Verbundenheit mit einer nahestehenden Person.

Positive Entwicklungsmöglichkeiten:
Man lernt, die eigene Persönlichkeit zu wahren und abzugrenzen.

26. **ROCK ROSE** (Gelbes Sonnenröschen)

Die Panik-Blüte

Potential: Mut und Gelassenheit

Diese Blüte braucht man, wenn ...

... man innerlich in großer Panik ist, den Kopf verliert; heftige Ängste, die in jeder Zelle spürbar sind.

Positive Entwicklungsmöglichkeiten:

Größere Gelassenheit in Krisensituationen; man lernt, mit der eigenen nervlichen Veranlagung besser umzugehen.

27. **ROCK WATER**
(Wasser aus heilkräftigen Quellen)

Die Disziplin-Blüte

Potential: Anpassungsfähigkeit

Diese Blüte braucht man, wenn ...

... man zu hart zu sich selbst ist, zu starre oder strenge Ansichten hat und eigene vitale Bedürfnisse unterdrückt.

Positive Entwicklungsmöglichkeiten:

Man kann innerlich locker lassen und sich von seinen starken Fixierungen lösen; man gesteht sich seine eigenen natürlichen Bedürfnisse zu.

28. **SCLERANTHUS** (Einjähriger Knäuel)

Die Gleichgewichts-Blüte
Potential: Entscheidungskraft

Diese Blüte braucht man, wenn …

… man unschlüssig, sprunghaft und innerlich unausgeglichen ist; man fühlt sich zwischen zwei Möglichkeiten hin- und hergerissen.

Positive Entwicklungsmöglichkeiten:

Man wird innerlich standfester und ausgeglichener und gewinnt sichere Entscheidungskraft.

29. **STAR OF BETHLEHEM** (Doldiger Milchstern)

Die »Schock«-Blüte
Potential: Seelentrost

Diese Blüte braucht man, wenn …

… man eine seelische oder körperliche Erschütterung noch nicht verkraftet und innerlich verarbeitet hat.

Positive Entwicklungsmöglichkeiten:

Man gewinnt innere Kraft, um schwere Erlebnisse besser zu verarbeiten.

30. **SWEET CHESTNUT**
(Eßkastanie oder Edelkastanie)

Die Erlösungs-Blüte
Potential: Erlösung

Diese Blüte braucht man, wenn ...

... man glaubt, die Grenze dessen, was ein Mensch ertragen kann, erreicht zu haben; innere Ausweglosigkeit.

Positive Entwicklungsmöglichkeiten:

Man findet aus einer inneren Extremhaltung wieder zu sich selbst und entwickelt die innere Bereitschaft zur seelischen Wandlung.

31. **VERVAIN** (Eisenkraut)

Die Begeisterungs-Blüte
Potential: Begeisterungsfähigkeit

Diese Blüte braucht man, wenn ...

... man im Übereifer, sich für eine gute Sache einzusetzen, Raubbau mit seinen Kräften treibt; man möchte alles hundertfünfzigprozentig machen, übertreibt und wirkt bisweilen fanatisch.

Positive Entwicklungsmöglichkeiten:

Man lernt, seine positive Energie gezielter und ökonomischer für eine lohnende Aufgabe einzusetzen.

32. **VINE** (Weinrebe)

Die Autoritäts-Blüte
Potential: Autorität

Diese Blüte braucht man, wenn ...

... man unbedingt seinen Willen durchsetzen möchte; dominierende, ehrgeizige Persönlichkeitshaltung.

Positive Entwicklungsmöglichkeiten:

Man lernt, zwischen gesundem und ungesundem Ehrgeiz zu unterscheiden, und findet zu innerem Großmut auf der Basis natürlicher Autorität.

33. **WALNUT** (Walnuß)

Die Neubeginn-Blüte
Potential: Selbstbehauptung

Diese Blüte braucht man, wenn ...

... man sich in einer Phase der inneren Wandlung befindet und sich gewisse Lebensumstände grundsätzlich ändern; man ist noch wankelmütig und beeinflußbar, läßt sich leicht verunsichern.

Positive Entwicklungsmöglichkeiten:

Man lernt, unbeeinflußt seiner inneren Stimme zu folgen und sich selbst treu zu bleiben.

34. **WATER VIOLET** (Sumpfwasserfeder)

Die Isolations-Blüte

Potential: Miteinander-Gefühl

Diese Blüte braucht man, wenn …

… man sich innerlich zurückzieht; isoliertes Überlegenheitsgefühl.

Positive Entwicklungsmöglichkeiten:

Man entwickelt ein offeneres und aufgeschlosseneres Verhältnis zu seinen Mitmenschen.

35. **WHITE CHESTNUT** (Weiße Kastanie oder Roßkastanie)

Die Gedanken-Blüte

Potential: Gedankenstille

Diese Blüte braucht man, wenn …

… man in Gedankenkreisen gefangen ist, innere Selbstgespräche und Dialoge führt.

Positive Entwicklungsmöglichkeiten:

Man gewinnt gedankliche Klarheit und geistige Ruhe.

36. **WILD OAT** (Waldtrespe)

Die Vielseitigkeits-Blüte
Potential: Sinn- und Zielbewußtsein

Diese Blüte braucht man, wenn ...

... man unklare Zielvorstellungen hat und innerlich unzufrieden ist, weil man seine Lebensaufgabe nicht erkennt.

Positive Entwicklungsmöglichkeiten:

Man entwickelt klare Zielvorstellungen und gewinnt innere Zufriedenheit.

37. **WILD ROSE** (Heckenrose)

Die Resignations-Blüte
Potential: Hinwendung zum Leben

Diese Blüte braucht man, wenn ...

... man sich innerlich teilnahmslos und apathisch fühlt und bewußt oder unbewußt kapituliert hat.

Positive Entwicklungsmöglichkeiten:

Man findet zu einer neuen, positiven Lebensmotivation und entwickelt Lebensfreude.

38. **WILLOW** (Gelbe Weide)

Die Schicksals-Blüte

Potential: Schicksalsannahme

Diese Blüte braucht man, wenn ...

... man innerlich verbittert ist und grollt und sich als Opfer des Schicksals fühlt.

Positive Entwicklungsmöglichkeiten:

Man gewinnt eine konstruktive Grundhaltung und übernimmt mehr Selbstverantwortung für sein Leben.

3. Rescue, das Kombinationsmittel

Weshalb wird Rescue als Bach-Blütenkonzentrat Nr. 39 bezeichnet?

Die Notfalltropfen *(Rescue)* sind das einzige **Kombinationspräparat**, das, richtig angewendet, bei allen Menschen gleichermaßen wirksam ist. Dieses von Dr. Bach zusammengestellte Konzentrat für den archetypischen »Schockzustand« hat mittlerweile sozusagen den Status eines separaten Blütenmittels erreicht, obwohl es sich um eine Kombination von fünf verschiedenen Bach-Blüten handelt. Häufig sind die Notfalltropfen – von Freunden oder einem guten Behandler empfohlen – der erste Kontakt mit der Bach-Blütentherapie; *Rescue* ist das weltweit bekannteste und auf allen Kontinenten am besten erprobte der Bach-Blütenkonzentrate.

Für welche Situationen eignen sich Rescue-Tropfen?

Rescue hat sich als Erste Hilfe in vielen kleineren und größeren Notfallsituationen bewährt. Mit Notfall ist hier der Zustand gemeint, in dem durch ein plötzliches unangenehmes Ereignis der innere »Haushalt« eines Menschen auf seelisch-energetischer Ebene völlig durcheinandergeraten ist. Dies trifft z. B. für einen Unfall zu, aber auch für vorwiegend seelische Notfallsituationen, wie das Eintreffen einer schlechten Nachricht oder der Angst vor einer Auseinandersetzung.

Einige Beispiele für typische Anwendungssituationen:

- Autounfall, Sportunfall, Sturz im Treppenhaus, Prellungen, Verstauchungen, Verletzungen im Haushalt, Verbrennungen usw.

– vor und nach einer Operation, nach einem Familienstreit, vor einem Bewerbungsgespräch, vor einem Gerichtstermin, vor einer Abschiedssituation, vor dem Arztbesuch, nach Ansehen eines brutalen Films, vor einer Neueröffnung usw.
– Anwendung bei Verletzungen u. a. auch zusätzlich als Salbe

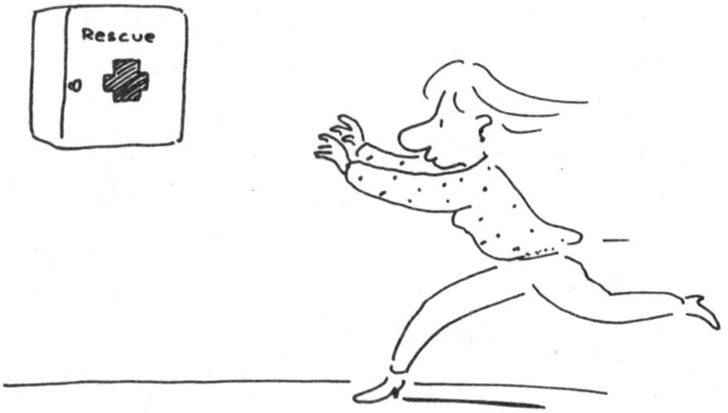

Wie wirken die Notfalltropfen?

Rescue hilft, die durch eine seelische Notsituation erlittene Erschütterung des Energiefeldes schnell zu harmonisieren, so daß sich das ganze energetische System wieder stabilisieren kann. Dabei wirken die Blütenkonzentrate, aus denen sich die Notfalltropfen zusammensetzen, wie folgt:

– *Star of Bethlehem*	gegen Schock und Betäubung
– *Rock Rose*	gegen Panik und extreme Angstgefühle
– *Impatiens*	gegen Streß und Spannung
– *Cherry Plum*	gegen die Angst, die Kontrolle zu verlieren
– *Clematis*	gegen die Tendenz »abzutreten«, drohende Bewußtlosigkeit

Wie wendet man die Notfalltropfen an?

Die Dosierung von *Rescue* sowie die Dauer der Einnahme richten sich individuell nach den Erfordernissen der jeweiligen Situation. Grundsätzlich gilt, daß die Notfalltropfen nicht für eine Dauereinnahme gedacht sind – wie ja auch der Name bereits sagt. In akuten Situationen gibt man vier Tropfen des Konzentrates in ein Glas Wasser (oder Saft, Tee, Bier), das man langsam schluckweise trinkt, bis der schockartige Zustand abklingt. Wenn nötig, kann man ein zweites Glas zubereiten. Falls keine Einnahmeflüssigkeit vorhanden ist, kann man *Rescue* auch direkt unverdünnt aus der Konzentratflasche einnehmen oder auf Schläfen, Handgelenke, Ellenbeugen, in die Herz- oder Schilddrüsenregion träufeln.

Man liest oft, man soll Rescue nur vorübergehend einnehmen – was heißt das genau?

Auch hier gilt, daß es keine feste Regel gibt. Was für den einen eine lästige Angelegenheit ist – zum Beispiel ein Zahnarztbesuch –, kann für einen anderen Menschen schon eine seelische Krise bedeuten. Es ist also sinnvoll, hier ein individuelles Maß zu entwickeln. Man sollte *Rescue* als seelische Erste-Hilfe-Maßnahme in Notfallsituationen für sich nützen, aber nicht gewohnheitsmäßig bei jeder kleinsten Seelenregung danach greifen. Manche Menschen werden die Notfalltropfen konstitutionsbedingt häufiger benötigen als andere, sie sollten aber nicht ständig eingenommen werden. Dies wäre zwar nicht schädlich, würde allerdings auch nicht die Wirkung steigern, da diese spezielle Blütenkombination auf einen energetischen Ausnahmezustand zugeschnitten ist. Sobald eine emotionale Stabilisierung eingetreten ist, wird keine weitere Wirkung zu erwarten sein.

Eine seelische Entwicklung wie durch die Einnahme der anderen Bach-Blüten wird nicht angestrebt und findet auch nicht statt.

Reicht die Einnahme von Rescue im Notfall als Behandlung aus?

Die Einnahme der Notfalltropfen ist nicht als Ersatz einer medizinischen Notfallbehandlung gedacht. *Rescue* hilft in erster Linie, das seelische Gleichgewicht in einer Krisensituation zu stabilisieren und wirkt als Überbrückungshilfe. Es sind unzählige Fälle bekannt, bei denen eine Notsituation durch *Rescue* schneller und besser bewältigt und dadurch die spätere Heilung in erstaunlicher Weise begünstigt wurde. Offenbar helfen die Notfalltropfen, die Selbstheilungskräfte zu reaktivieren, die während eines akuten Schockzustandes zum Stillstand kommen. Es ist daher in seelischen Ausnahmesituationen immer empfehlenswert, *Rescue* einzusetzen, auch begleitend zu medizinischen Hilfeleistungen.

Kann man Rescue auch vorbeugend einnehmen, wenn ein Schock oder eine belastende Situation zu erwarten ist?

Grundsätzlich ja, denn oft ruft allein die Erwartung einer unangenehmen Situation auf seelischer Ebene schon den Ausnahmezustand herbei. Die bevorstehende Erschütterung und Aufregung befinden sich durch die gedankliche Vorwegnahme sozusagen bereits im System und stellen damit eine Belastung auf der energetischen Ebene dar. Der Zeitpunkt, an dem dieser Vorgang einsetzt, ist von Mensch zu Mensch verschieden. Man sollte also darauf achten, wann die inneren Panikgefühle vor einer unangenehmen Situation beginnen – das können zwei Tage oder eine Stun-

de vor dem betreffenden Ereignis sein. Durch die vorherige Einnahme von *Rescue* geht man dem gefürchteten Ereignis gelassener entgegen und kann es energetisch besser verkraften.
Man hüte sich allerdings vor der Annahme, man habe mit *Rescue* nun ein »Zaubermittel«, das einen vor sämtlichen Unwägbarkeiten des Lebens beschützt. Diese Erwartung muß zwangsläufig enttäuscht werden, da die Notfalltropfen – wie die Bach-Blütenkonzentrate überhaupt – nicht dazu gedacht sind, Erfahrungen zu verhindern. Erfahrungen dienen der Persönlichkeitsentwicklung, wobei die Bach-Blüten die Verarbeitung unterstützen und damit den individuellen Reifungsprozeß fördern.

Kann es zusätzlich zur Einnahme von Rescue hilfreich sein, wenn man das Konzentratfläschchen in der Hand hält oder am Körper trägt?

Es hat sich gezeigt, daß manche Menschen in einer Krisensituation das Bedürfnis haben, zusätzlich das Fläschchen in der Hand zu halten oder bei sich zu tragen. Sie verspüren die harmonisierende energetische Wirkung, die von der Flasche ausgeht, als Stärkung ihres eigenen Energiefeldes. Diese Erfahrung läßt sich aber nicht verallgemeinern.

Kann man die Notfalltropfen auch zusammen mit Schmerzmitteln einnehmen?

Ja, *Rescue* wirkt wie alle Bach-Blütenkonzentrate auf einer ganz anderen Ebene als pharmazeutische Mittel. Die durch die Einnahme der Notfalltropfen eingeleitete Stabilisierung des psychoenergetischen Systems kann in manchen Fällen zum Schmerzabbau beitragen.

Kann die Einnahme von Rescue eine Bach-Blütentherapie ersetzen?

Nein, die Notfalltropfen sind nicht zur Daueranwendung gedacht, sondern als Sofortmaßnahme, um kurzfristig das seelische Gleichgewicht wiederherzustellen. Dagegen sind die 38 Bach-Blüten sozusagen individuelle seelische Entwicklungshelfer, die dazu beitragen, Charaktermängel zu überwinden und – wie Bach sagt – »uns unserer Seele näherzubringen«.

Kann man die Notfalltropfen auch vor einer Prüfung einnehmen?

Es liegen viele positive Berichte vor, in denen Betroffene schildern, daß sie die gesamte Prüfungssituation mit *Rescue* wesentlich streß- und angstfreier erlebt haben. Allerdings ist es im Einzelfall immer sinnvoll, wenn man für die besonderen Reaktionen, die man selbst in einer Prüfungssituation zeigt, eine persönliche Einnahmemischung zubereitet, also beispielsweise *Rescue* und dazu *White Chestnut* gegen Gedankenzudrang und *Larch* gegen mangelndes Selbstwertgefühl. Mit solchen individuellen Prüfungsmischungen werden in der Regel noch bessere Erfolge erzielt.

Schwächt sich die Wirkung von Rescue bei wiederholter Einnahme ab?

Rescue dient in erster Linie der Wiederherstellung des seelisch-energetischen Gleichgewichtes in akuten seelischen Notsituationen. Sobald diese Stabilisierung erreicht ist, werden zusätzliche Gaben der Notfalltropfen überflüssig und zeigen keine weitere Wirkung. *Rescue* wird auch in späteren seelischen Notsituationen immer wieder die gleiche harmonisierende Wirkung erzeugen.

Kann man die Notfalltropfen auch in eine Einnahmemischung geben, und wann wäre dies sinnvoll?

Obwohl es grundsätzlich nicht zur Dauerbehandlung vorgesehen ist, kann es gelegentlich sinnvoll sein, *Rescue* einer Einnahmemischung zuzusetzen, so z. B. wenn man während der wochenlangen Dauerpflege eines Schwerstkranken umständebedingt das Gefühl hat, sich andauernd in einer akuten Krise zu befinden.

Auch wenn man meint, eigentlich alle 38 Blüten zu benötigen, hat sich *Rescue* als Bestandteil einer Einstiegsmischung bewährt. Der Mensch ist in diesem Fall so sehr aus dem inneren Gleichgewicht geraten, daß sich seine individuelle Seelenproblematik noch nicht klar erkennen läßt. Nach der Einnahme der Einstiegsmischung kann der Betreffende dann erfahrungsgemäß seine Probleme genauer wahrnehmen und besser schildern.

Können alte Menschen die Notfalltropfen ständig einnehmen?

Für die Behandlung alter Menschen mit Bach-Blüten gilt ebenfalls: es ist immer sinnvoller und wirksamer, eine individuelle Mischung zusammenzustellen, die die persönlichen Gegebenheiten berücksichtigt, als einfach die Notfalltropfen als Dauermittel zu verwenden. Diese Maßnahme zeitigt zwar oft erstaunlich schnelle Wirkung, wird jedoch kaum zu einer anhaltenden Veränderung einer negativen seelischen Haltung führen. Alte Menschen reagieren häufig viel feiner und sensibler als in jüngeren Jahren, so daß die individuellen seelischen Negativhaltungen leichter zu erkennen sind und sich sehr gut mit den entsprechenden Bach-Blüten behandeln lassen.

Besonders am Lebensabend, wenn der Übergang in eine

andere Seinsstufe bevorsteht, ist es sehr wichtig, daß man als Mensch noch die Chance nutzt, einige grundsätzliche seelische Mißverständnisse zu klären, die vielleicht das ganze Leben überschattet haben. Die Bach-Blüten können wesentlich dazu beitragen, den Mut zu finden, alte Familienzwiste endlich aus der Welt zu schaffen und oft Jahrzehnte währende Dauerfehden friedlich beizulegen. Auf diese Weise können beispielsweise gefürchtete Schwiegermütter zu geliebten Großmüttern werden, wie die Berichte aus der Praxis immer wieder zeigen.

Gibt es Erfahrungen mit individuell zusammengestellten Notfallmischungen?

Mitunter erweist es sich als sinnvoll, bei der Zubereitung einer *Rescue*-Einnahmeflasche andere Blütenkonzentrate hinzuzufügen. Dies ist zweckmäßig in Notsituationen, wenn spezifische seelische Verhaltensmuster immer wiederkehren oder die Notsituation immer wieder in Zusammenhang mit einem bestimmten Gefühlsereignis auftaucht. Wenn der seelische Ausnahmezustand also beispielsweise immer bei Eifersucht eintritt, gehören *Rescue* und *Holly* in die persönliche Notfallmischung. Wird die Notsituation durch Schuldgefühle ausgelöst, sind *Rescue* und *Pine* angezeigt, bei Angst (etwa vor dem großen Hund) *Rescue* und *Mimulus*. Wer immer beim Ansehen alter Fotos oder dem Anblick seines alten Hauses in eine seelische Notlage gerät, benötigt neben *Rescue* die Blüte *Honeysuckle*.

Rescue gibt es nicht nur als Blütenkonzentrat, sondern auch als Salbe. Wie ist diese Creme zusammengesetzt?

Rescue-Creme enthält neben den fünf Blüten des Konzentrats zusätzlich die Bach-Blüte *Crab Apple*, ein Bestandteil, der sich bei vielen Arten von Hautverletzungen bewährt

Rescue, die Notfalltropfen

- das einzige allgemein wirksame Kombinationspräparat – von Bach selbst entwickelt.
- dient als Erste-Hilfe-Maßnahme zur Wiederherstellung des seelischen Gleichgewichts bei Mensch, Tier und Pflanze.
- wird in allen seelischen Notfallsituationen gegeben – vom Unfall bis zum Ehestreit.
- erleichtert durch die herbeigeführte seelische Harmonisierung jede nachfolgende medizinische Behandlung.
- Rescue ist eine unspezifische Sofortmaßnahme, jedoch keine individuelle Bach-Blütentherapie.

hat. Die Grundlage besteht ähnlich wie bei homöopathischen Salben aus Honig, Bienenwachs und Wasser. Die Salbe ist lanolinfrei.

Wie wendet man die Rescue-Creme an?

Die Salbe eignet sich zur lokalen Anwendung bei plötzlich entstandenen körperlichen »Schocks«, wie zum Beispiel Prellungen, Verstauchungen, Verbrennungen, Schnittverletzungen und Insektenstichen. *Rescue*-Creme wird wie jede andere Salbe dünn auf die betroffenen Stellen aufgetragen. In vielen Fällen setzt die sofortige Anwendung der Creme eine unerwartet schnelle Heilung in Gang. Zeigen sich nach ein bis zwei Tagen hingegen keine Zeichen von Veränderung, ist die Salbe in diesem Fall nicht das Mittel der Wahl. Die *Rescue*-Salbe hat sich auch als Massagehilfe bewährt (vor dem Gleitmittel aufgetragen) sowie als Vorbeugung gegen Hautirritationen durch Sport.

Wie sollte man die Rescue-Creme verwahren?

Man sollte die Creme wie jede andere medizinische Salbe aufbewahren. Falls man sie sehr selten verwendet, lagert man die *Rescue*-Creme am besten im Kühlschrank.

Ist die Rescue-Salbe auch zur Entstörung von Narben geeignet?

Über diese Verwendung liegen zur Zeit noch keine gesicherten Erfahrungen vor. Es war in vielen Fällen lohnend, einen Versuch mit *Rescue*-Salbe zu unternehmen, allerdings kann man nicht generell sagen, daß damit ein zuverlässiges Mittel zur Narbenentstörung vorliegt.

4. Wie unterscheide ich ...

Die Blüten Hornbeam und Olive nimmt man bei Müdigkeit und Erschöpfung – woran erkennt man, welche geeigneter ist?

Im *Hornbeam*-Zustand spürt man die Müdigkeit vorwiegend auf der geistigen Ebene, es handelt sich zum Beispiel um einen durch einseitige Lebensweise herbeigeführten Erschöpfungszustand. Wird Abwechslung geboten – etwa ein unerwarteter Anruf –, ist man sofort wieder hellwach. Bei *Olive* besteht der Erschöpfungszustand gleichzeitig auf mehreren Ebenen, körperlich, seelisch und geistig. Wenn das Telefon klingelt, ist man nicht in der Lage, den Hörer abzunehmen.

Die drei Blüten Vine, Beech und Rock Water haben alle mit Selbstherrlichkeit zu tun. Wie lassen sie sich untereinander abgrenzen?

Bei der Blüte *Vine* ist das zugrundeliegende negative Seelenkonzept Dominanzstreben. Man geht innerlich in die Aktion, will unbedingt den eigenen Willen durchsetzen, zwingen. *Beech* wehrt innerlich ab, richtet und will recht behalten. Das negative Seelenkonzept dieser Blüte ist Intoleranz. *Rock Water* hält sich innerlich aus der Situation heraus und behält seine Meinung für sich. Das negative Seelenkonzept ist Perfektionismus.

Die Blüten Centaury, Cerato und Walnut beziehen sich alle auf Zustände der Beeinflußbarkeit. Wie kann man sie unterscheiden?

Menschen, die *Centaury* benötigen, sind beeinflußbar, weil sie zu beeindruckbar sind und ihr Eigenwille zu schwach ist. Im *Cerato*-Zustand läßt man sich von anderen beeinflussen, weil die Intuition nicht durchkommt, man seinem eigenen Urteil nicht traut. *Walnut* hilft bei Beeinflußbarkeit während einer Phase des Wandels, wenn sich der eigene neue Standpunkt noch nicht genügend festigen konnte.

Rock Rose und Cherry Plum haben beide mit heftigen Angstgefühlen zu tun – worin besteht der Unterschied?

Der *Rock Rose*-Zustand wird meistens auch äußerlich sichtbar, man empfindet in einer konkreten Situation panische Angst, die sozusagen in jeder Zelle spürbar ist. Im *Cherry Plum*-Zustand hält man die Angst vor eigenen unterbewußten Gefühlskonflikten soweit wie möglich innerlich fest und läßt sich äußerlich nach Möglichkeit nichts anmerken.

Heather und Chicory zeigen oft ein ähnliches Verhalten gegenüber ihrer Umwelt – worin liegt hier der Unterschied?

Der negative *Chicory*-Archetyp wird auch die »bedürftige Mutter« genannt. Es ist ein Zustand, in dem man die Beziehung zu seiner Umwelt kontrollieren möchte, in dem man gibt, um zu bekommen. Oft ist Selbstmitleid zu beobachten. *Heather* dagegen ist das »bedürftige Kleinkind«. Menschen im *Heather*-Zustand brauchen die Umwelt als Bühne, um ihr schwaches Ich darin zu spiegeln und zu stabilisieren. Sie nehmen, ohne geben zu können; sind selbstbezogen, zeigen aber selten Selbstmitleid. Beiden gemeinsam ist eine starke seelische Bedürftigkeit, die meistens in der frühen Kindheit *(Heather)* oder Jugend *(Chicory)* entstanden ist.

Wie kann man die negativen Gefühle im Holly- und im Chicory-Zustand voneinander unterscheiden?

Im *Holly*-Zustand ist man gefühlsmäßig irritiert, verletzt und kann sehr wütend werden. Im *Chicory*-Zustand versucht man, eine Situation durch Einmischung »geschickt« zu seinem eigenen Vorteil zu nutzen.

Die Blüten Impatiens und Vervain haben mit Spannungszuständen zu tun, wie kann man hier differenzieren?

Bei Menschen, die *Impatiens* brauchen, entsteht die innere Spannung durch Frustration, daß ihnen alles zu langsam geht; es handelt sich also gewissermaßen um ein zu hohes »inneres Eigentempo«, das einen gereizt reagieren läßt. Im *Vervain*-Zustand entsteht die innere Spannung durch ein Zuviel an innerer Begeisterung, was zu einem Übereinsatz von Willenskraft führt. Oft will man andere Menschen »missionarisch« von einer Idee überzeugen. Man übertreibt, kann nicht aufhören.

Oak und Elm werden oft bei Überarbeitungserscheinungen empfohlen, wie unterscheiden sich diese Blüten?

Der Mensch, der *Elm* benötigt, faßt seine Tätigkeit häufig eher als Berufung auf, er fühlt sich vorübergehend der Situation nicht mehr gewachsen, wenn er zuviel Verantwortung übernommen hat, z. B. in einem Lehrer-Team. *Oak* eignet sich für Menschen, die zäh und zuverlässig arbeiten, ihre Arbeit aber oft als Selbstverpflichtung betrachten und grundsätzlich alles zu Ende bringen müssen. *Oak*-Zustände dauern in der Regel länger an als *Elm*-Zustände.

Wie kann man Rock Water und Water Violet voneinander abgrenzen?

Der Mensch im *Rock Water*-Zustand ist innerlich streng und stark auf seine eigene Vervollkommnung ausgerichtet. Er möchte sich geistig überlegen fühlen. Jemand der *Water Violet* braucht, ist dagegen tatsächlich häufig anderen überlegen. Man ist tolerant, erwartet vom anderen aber keine wesentlichen Impulse. Deshalb macht man alles mit sich selbst ab und wird unmerklich immer isolierter.

Honeysuckle und Star of Bethlehem sind beides Seelenzustände, die irgendwie mit »Vergangenheit« zu tun haben – wie kann man sie voneinander abgrenzen?

Im *Honeysuckle*-Zustand weigert man sich unbewußt, ein vergangenes Ereignis zu akzeptieren, das oft noch wie ein Filmbild zum Greifen nahe vor einem steht. Im *Star of Bethlehem*-Zustand kann man eine seelische Erschütterung nur sehr langsam verkraften; weil es sehr belastet, möchte man am liebsten nicht daran rühren.

Vine und Vervain können beide dominant wirken – wo liegt hier der Unterschied?

Menschen, die *Vervain* benötigen, sind mit übergroßer Begeisterung und Intensität bei einer Sache. Sie möchten andere ebenso davon begeistern, übertreiben dabei und üben so – oft unbewußt – starken Druck aus. *Vine* dagegen übt bewußt Druck aus, um seinen eigenen Willen durchzusetzen. Solche oft starken, ehrgeizigen Persönlichkeiten verlangen innerlich, daß sich andere ihren eigenen Zielen unterordnen.

Eine Reihe von Blüten sind für Zustände der Unschlüssigkeit und Beeinflußbarkeit geeignet. Wie kann man hier differenzieren?

Centaury läßt sich leicht beeinflussen, weil der eigene Wille eher schwach ausgeprägt ist. *Cerato* hegt ständig Zweifel an der eigenen Urteilsfähigkeit und macht sich somit von der Meinung der anderen abhängig. *Larch* mangelt es an Vertrauen in die eigenen Fähigkeiten und läßt daher anderen den Vortritt. *Scleranthus* ist unschlüssig, weil das innere Gleichgewicht fehlt. Man fühlt sich innerlich ständig zwischen zwei Möglichkeiten hin- und hergerissen und ist daher unfähig, Entscheidungen zu treffen. Im *Wild Oat*-Zustand ist man beeinflußbar, weil man keine klaren Zielvorstellungen hat. Oft hat man geistig so viele Eisen im Feuer, daß es noch nicht einmal zu zwei Alternativen kommt. Man fühlt sich innerlich zersplittert, weil man zu keiner der vielen guten Möglichkeiten innerlich hundertprozentig ja sagen kann. Im *Walnut*-Zustand schließlich ist man leicht für Einflüsse anfällig, da man sich in einer Phase der Veränderung oder des Neubeginns befindet, in der man das Alte noch nicht ganz zum Abschluß gebracht hat und das Neue sich erst stabilisieren muß.

Es gibt einige Blüten für Hoffnungslosigkeit und Resignation. Wie findet man die richtige heraus?

Im *Gorse*-Zustand hat man die Hoffnung auf Veränderung so gut wie aufgegeben. Man lebt bewußt oder unbewußt in dem Gefühl, es habe doch keinen Zweck mehr, läßt sich aber bei seltenen Gelegenheiten doch wieder motivieren. Der *Wild Rose*-Zustand ist noch passiver, man lebt in einem Lebensbereich – z. B. in der Partnerschaft – in lähmender Gleichgültigkeit vor sich hin. Man hat sich damit abgefunden, daß es keine Hoffnung gibt und hat innerlich aufgegeben. Im *Sweet Chestnut*-Zustand herrscht das Gefühl innerer Ausweglosigkeit vor. Man glaubt, die Grenzen seiner Belastungsfähigkeit erreicht zu haben, und fühlt sich innerlich verloren. Man steht unmittelbar vor der Resignations-Grenze, hat sich aber noch nicht völlig aufgegeben.

V

Wissenswerte Hintergründe

1. Edward Bach

Woran ist Edward Bach gestorben, und warum starb er so jung?

Edward Bach ist in seinem 50. Lebensjahr an einem Herzversagen gestorben. Nach seinen eigenen Aussagen kurz vor diesem Zeitpunkt betrachtete er sein Lebenswerk als abgeschlossen und vollendet. Bedenkenswert ist in diesem Zusammenhang, daß Bach sich im Alter von 31 Jahren einer Milztumor-Operation unterziehen mußte, und daß die ärztliche Prognose ihm nur noch drei Lebensmonate einräumte. Sein unbedingter Wunsch, seine Forschungen fortzuführen, ließ ihn jedoch diese bösartige Krankheit überwinden und weiterleben. Seine Arbeit in den verbleibenden 19 Jahren forderte übermenschliche Kräfte, da Bach die Wirkung der Blüten im Selbstversuch erprobte und oft schwere seelische und körperliche Reaktionen durchlebte. Aus geistiger Sicht darf man vermuten, war mit der Vollendung seines Werkes Bachs Aufgabe in diesem Leben erfüllt; wohlwissend, daß sich die Zyklen des menschlichen Lebens, Geburt und Tod, unserer Einsicht letztlich entziehen.

Fand Edward Bach zu Lebzeiten Anerkennung mit seiner Arbeit?

Während seiner Londoner Jahre arbeitete Edward Bach eng mit seinen medizinischen Fachkollegen zusammen und ließ befreundete Ärzte immer wieder an seinen Überlegungen und Forschungserkenntnissen teilhaben. Die intensive Beschäftigung mit der Homöopathie dokumentiert sich in einigen Vorträgen, die Bach auf homöopathischen Fachkongressen hielt. Diese Vorträge stießen auf großes Interesse und Anerkennung. Um so eigenartiger will es scheinen, daß Bach für seine entscheidenden Forschungsergebnisse – seine Blütentherapie – nur noch bei ganz wenigen seiner ehemaligen Kollegen Unterstützung und Anerkennung fand. Die Zeit war noch nicht reif. Erst ein halbes Jahrhundert später, in den achtziger Jahren, begann die Fachwelt allmählich von seinen Erkenntnissen Notiz zu nehmen. Wenn auch die offizielle Anerkennung seiner medizinischen Leistungen sich erst jetzt vollzieht: Die heilkräftige Wirkung seiner Blütenessenzen fand Bach bereits zu Lebzeiten bestätigt – durch unzählige dankbare Patienten, die er meist kostenlos behandelte.

Wie hat Dr. Bach dafür Sorge getragen, daß sein Werk nach seinem Tod weiterbesteht?

Während seiner letzten Lebensjahre wurde Edward Bach von Nora Weeks und Victor Bullen, engen Mitarbeitern und Vertrauten, begleitet und unterstützt. Man kann sagen, daß ohne die unermüdliche Tätigkeit von Nora Weeks, die Bach-Blütentherapie heute wohl nicht oder nicht mehr existieren würde. Vor seinem Tod vertraute Bach diesen langjährigen Mitarbeitern die Obhut seines Werkes an. So entstand in der einstigen Wohn- und Arbeitsstätte Dr. Bachs das heutige englische *Bach Centre,* wo auch die heutigen Kuratoren John Ramsell und Judy Howard diese Arbeit noch verrichten.

Was ist über den geistigen und spirituellen Hintergrund Bachs bekannt?

Es ist nicht offiziell bekannt, inwieweit und mit welchen geistigen Lehren sich Bach explizit befaßte. Unklar ist, ob er beispielsweise von den Lehren C. G. Jungs oder Rudolf

EDWARD BACH – SEIN ENTWICKLUNGSWEG

Englischer Arzt walisischen Ursprungs (1886–1936), zunächst bekannt als Bakteriologe, Immunologe und Homöopath.

- Beobachtungen, daß körperliche Krankheiten »Verfestigungen innerer seelischer Konflikte und negativer seelischer Verhaltensmuster« sind.

- Suche nach einer Methode, die alle Menschen in die Lage versetzt, der Entstehung körperlicher Krankheiten durch rechtzeitige Behandlung seelischer Fehlhaltungen auf einfache Weise selbst vorzubeugen.

- Beobachtung und Definition der 38 negativen seelischen »Verhaltensmuster der menschlichen Natur«.

- Erkenntnis, daß sich die höchste Form der Gesundheit nicht durch unnatürliche oder krankmachende Substanzen herbeiführen läßt.

- Auffinden von 38 Blüten wildwachsender Pflanzen, Bäume und Sträucher, die mit den 38 archetypischen negativen seelischen Verhaltensmustern auf Energieebene in harmonischer Beziehung stehen.

- Entwicklung spezifischer homöopathieähnlicher Herstellungsverfahren (Sonnenmethode und Kochmethode).

Edward Bach wird heute zunehmend als einer der Väter der neuen, sanften Medizin anerkannt.

Steiners Kenntnis hatte. Zu seinen geistigen Vätern ist sicherlich Samuel Hahnemann zu rechnen, dessen Schriften Bach nachhaltig beeinflußten. In Bachs eigenen philosophischen Schriften findet sich zuweilen buddhistisches und vor allem christlich geprägtes Gedankengut. Bachs Vision von einem Heilsystem, das den Menschen ermöglichen sollte, sich durch Erkenntnis der wahren Ursache von Krankheit selbst zu heilen, geht weit über die Grenzen so mancher Heilslehren hinaus.

Was versteht Bach genau unter Persönlichkeit und unter Höherem Selbst oder Seele? Diese Begriffe findet man in vielen Büchern immer wieder in anderer Bedeutung.

Bach spricht von Seele oder vom **Höheren Selbst** als unserem unsterblichen Anteil, unserer Verbindung zum Kosmos, auch göttlicher Funke genannt. Diese Instanz in uns kennt unseren Lebensplan, sie ist auch unser »innerer Arzt«.

Die zweite Instanz, die **Persönlichkeit**, mit dem physischen Körper, Gefühlskörper und Mentalkörper ist der weitgehend sterbliche Anteil des Menschen und wird im täglichen Umgang als Charakter des Mitmenschen wahrgenommen.

Im Idealfall wird der Lebensplan des Höheren Selbst durch die Persönlichkeit verwirklicht. Das führt zu Glück, Freude und Gesundheit. Voraussetzung dafür ist allerdings, daß eine gute Verbindung zwischen der Persönlichkeit und ihrer Seele oder Höherem Selbst besteht. Es geschieht jedoch häufig, daß die Verbindung zwischen Höherem Selbst und Persönlichkeit durch Fehlanwendung verschiedener geistiger Gesetze eingeengt und verzerrt wird. Impulse des Höheren Selbst kommen auf der Persönlichkeitsebene falsch an und werden disharmonisch ausgelebt. So wird aus Sanftmut Ungeduld, aus Mut Furcht usw. Die 38 von Bach definierten negativen seelischen Reaktionsmuster der menschlichen Natur sind 38 Symptome dafür, daß unser Verhältnis zu unserem Höheren Selbst gestört ist, was früher oder später zur Krankheit statt zur Gesundheit führt. Durch die Einnahme der Blütenkonzentrate wird diese Verbindung wieder hergestellt.

Meine Freundin gehört einer christlichen Randgruppe an, welche die Bach-Blütentherapie als »dem christlichen Erlösungsgedanken entgegengesetzt« ablehnt. Wie verhält sich das?

Hier handelt es sich entweder um Fehlverständnis oder Wortklauberei. Die Verwirklichung des Christusprinzips, von dem Bach auch in seinen eigenen Schriften spricht, ist Ziel der Entwicklung des Höheren Selbstes, der Seele und der Persönlichkeit. Durch Einnahme der Bach-Blüten, welche die Verbindung zur eigenen Seele harmonisiert, sind wir ja gerade in der Lage, über das Höhere Selbst das Christusprinzip auf Erden besser zu verwirklichen.
So sagt Jesus z. B. in der Bergpredigt: »Darum sollt ihr vollkommen sein, gleich wie euer Vater im Himmel vollkommen ist.« (Matthäus-Evangelium Kap. 5, Vers 48)

Was versteht man eigentlich unter Archetypen und archetypischen Zuständen? Diese Begriffe tauchen in den Büchern zur Bach-Blütentherapie immer wieder auf, obwohl sie Dr. Bach in seinen Schriften anscheinend nicht verwendet hat.

Der Begriff der Archetypen (griechisch »Urbilder«) bezeichnet in der analytischen Psychologie des Schweizers Carl Gustav Jung die im kollektiven Unterbewußten enthalte-

nen und vererbten Bilder von menschlichen Vorstellungsmustern. Diese Archetypen werden in bestimmten Situationen im menschlichen Verhalten in Form von seelischen Reaktionen aktualisiert.
Interessanterweise beschäftigte sich Edward Bach etwa zur gleichen Zeit – wenn auch unter einer anderen Zielsetzung – mit diesem Thema. Nach und nach entdeckte er 38 seelische Reaktionsmuster des Menschen mit ihren negativen Aspekten und die damit positiv korrespondierenden Pflanzen höherer Ordnung. Bach verwendet in seinen Schriften den Begriff *human nature,* wenn er von diesen archetypischen Verhaltensmustern spricht.
Ähnlich wie jeder Mensch »archetypisch« zwei Beine und eine Nase hat, verfügt er auch über bestimmte vorgegebene Grundmöglichkeiten, gefühlsmäßig zu reagieren. Zu allen Zeiten waren Menschen ungeduldig, hatten Schuldgefühle, erlebten Haß, Resignation oder Neid. Dieses Repertoire der Gefühle ist – vereinfacht ausgedrückt – auf der kollektiven Ebene der Menschheit vorhanden und wird von der menschlichen Natur in entsprechenden Situationen benutzt. In Mythen und Märchen, Sprichworten und großen Dichtungen aller Völker wird der Kampf mit diesen negativen archetypischen Seelenzuständen beschrieben. Es gab sie und wird sie geben, solange es Menschen gibt, denn die menschliche Natur ändert sich nicht. Die Angst vor Tuberkulose in den dreißiger Jahren war nicht anders als z. B. die heutige Angst vor Aids.

Welche Schriften von Edward Bach gibt es in deutscher Sprache?

Alle wesentlichen Buchveröffentlichungen, Vorträge, Aufzeichnungen und Briefe sind mittlerweile in deutscher Sprache zugänglich. Die letzte Ausgabe von Bachs Werk »Die zwölf Heiler« und die philosophische Schrift »Heile Dich selbst« sind in dem Band *Blumen, die durch die Seele heilen* enthalten. Es gibt auch Sammelwerke, die zum Teil Vorstufen zu Bachs obengenannten von ihm autorisierten Veröffentlichungen enthalten, was oftmals Verwirrung stiftet.

Kann man das englische Bach Centre besichtigen, und gibt es dort noch persönliche Dinge von Dr. Bach zu sehen?

Das englische *Bach Centre* empfängt Besucher. Die zu besichtigenden Räumlichkeiten sind für den unvorbereiteten Besucher überraschend klein und bescheiden, vermitteln aber immer noch einen starken atmosphärischen Eindruck. Zu sehen sind noch einige von Bach selbst angefertigte Möbel. Besonders im Frühjahr und Sommer bietet der Garten von *Mount Vernon,* so der Name des Hauses, einen idyllischen Anblick. An schönen Tagen haben die Kuratoren des *Bach Centre* jedoch kaum Zeit für Besucher – sie sind dann unterwegs und mit dem Sammeln der Blüten beschäftigt.
Interessenten wenden sich an folgende Adresse: *The Dr. Edward Bach Centre*, Mount Vernon, Sotwell, Wallingford, Oxon. 0X10 0PZ, England.

2. Pflanzen und Standorte

Was für Pflanzen werden für die Herstellung der Bach-Blütenkonzentrate in England verwendet? Wird tatsächlich noch an den originalen Fundorten gesammelt, oder gibt es inzwischen Anbaugebiete?

Für die Herstellung der Bach-Blütenkonzentrate werden ausschließlich Pflanzen der von Edward Bach bestimmten Spezies verwendet. Gesammelt wird von den Kuratoren des Bach Centre fast ausschließlich an den von Dr. Bach gefundenen Standorten, die sich zum größten Teil in unmittelbarer Nähe des *Bach Centre* befinden. Anbaugebiete für Bach-Blütenpflanzen kann es schon deshalb nicht geben, weil Bach als Auswahlkriterium festlegte, daß es sich um **wildwachsende** Pflanzen mit einem spezifisch starken Energiefeld handeln müsse. Für die Herstellung der Bach-Blütenkonzentrate wird es also nie spezielle Anpflanzungen geben.

Werden die von Bach gewählten Standorte im Laufe der Jahre nicht abgepflückt, und müßte man nicht die Verbreitung der Bach-Blüten einschränken, weil sonst der Bedarf nicht mehr gedeckt werden kann?

Die an den originalen Standorten gesammelten wildwachsenden Pflanzen reichen wohl über Jahre vollständig aus, um einen stetig wachsenden Bedarf zu decken. Der Laie kann sich kaum vorstellen, welche geringe Menge Blüten gebraucht wird, um die Urtinktur *(mother tincture)* herzustellen. Daraus entstehen wiederum in einer zweiten Verdünnungsstufe die im Handel befindlichen Bach-Blütenkon-

Edward Bachs Pflanzen höherer Ordnung

- In der Original Bach-Blütentherapie wird nicht der Körper der Pflanze, z. B. das Blütenblatt, sondern ihre energetische Information (Schwingungsqualität) verwendet.
- Diese hängt in erster Linie von der Pflanzengattung ab, aber auch vom Energiefeld ihres Standortes, dem Klima usw.
- Bach wählte für seine Blütenessenzen nur Pflanzen mit einer besonders hohen Schwingungsfrequenz.
  Pflanzen zur Linderung körperlicher Beschwerden (z. B. Kamille), Nahrungspflanzen (z. B. Gemüse) und giftige Pflanzen schloß Bach wegen zu niedriger Schwingungsfrequenz grundsätzlich aus.
- Vielen »Bach-Pflanzen« wurden in der Volksmedizin von jeher ähnliche symbolische Eigenschaften zugeschrieben, wie sie Bach als positive Potentiale seiner 38 Seelenpflanzen definiert: zum Beispiel die Eiche *(Oak)* nahezu weltweit als Symbol der Standhaftigkeit.
- Nach Pflanzensuche in ganz England fand Bach die heute noch verwendeten Sammelstellen mit der höchsten Schwingungsqualität schließlich in Mittelengland.
  Diese befinden sich teilweise auf dem Grund des englischen *Bach Centre,* teilweise im nahegelegenen Naturschutzgebiet (außer *Olive* und *Vine).*
- Die zur Herstellung benötigte Blütenmenge ist geringer als im allgemeinen angenommen wird, da für die Herstellung der Konzentrate nur eine winzige Menge Urtinktur *(mother tincture)* benötigt wird: 30 ml Konzentrat enthalten etwa zwei Tropfen Urtinktur.

zentrate *(stock bottles)*. Für 30 ml Konzentrat werden nur zwei Tropfen Urtinktur benötigt.
Gelegentlich kommt es vor, daß wetterbedingt in einem Jahr beim Sammeln der Blüten einer bestimmten Pflanze Probleme auftreten. Das englische *Bach Centre* verfügt jedoch über Vorräte aus fünf Jahren an Urtinkturen aller 38 Blüten, so daß die laufende Produktion der Bach-Blütenkonzentrate zu keiner Zeit gefährdet ist.

Könnten für die Herstellung der Bach-Blütenkonzentrate nicht auch wildwachsende Pflanzen der gleichen Spezies von anderen Standorten verwendet werden?

Grundsätzlich ist dies denkbar, sofern es sich exakt um dieselbe Spezies und die gleichen klimatischen Bedingungen handelt. Dies ist aber schwerer sicherzustellen, als man sich das als Laie vorstellen kann. Von vier Sorten fast identisch aussehenden wilden Enzians *(Gentian)* in unmittelbarer Nähe des *Bach Centre* wachsend, erwies sich nur eine einzige Sorte geeignet für eine Erweiterung der Sammelstellen.

Wie werden die Bach-Blütenkonzentrate hergestellt?

Die Herstellung der Auszüge erfolgt nach den von Dr. Bach entwickelten Verfahren, der Sonnenmethode und der Kochmethode. Diese Herstellungsverfahren, welche Elemente der Homöopathie, der Phytotherapie und Alchemie enthalten, sind in allen einschlägigen Büchern beschrieben, am ausführlichsten in Weeks/Bullen »38 Bach-Original-Blütenkonzentrate«.

Können die Bach-Blüten auch selbst hergestellt werden?

Eine genaue Anleitung zur Herstellung der Blütenkonzen-

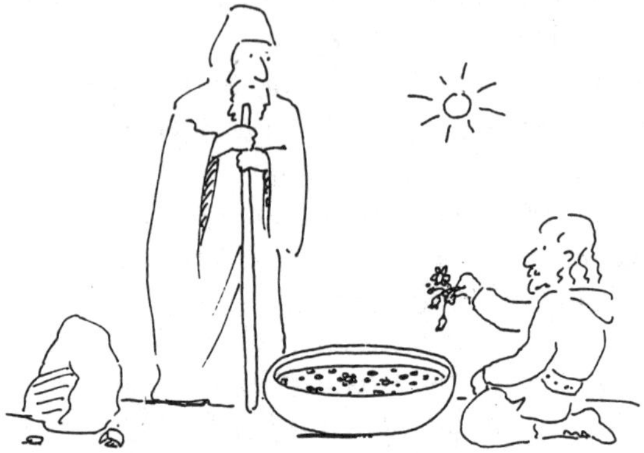

trate befindet sich in dem Buch von Weeks/Bullen. Es ist also grundsätzlich möglich, die Blütenkonzentrate selbst herzustellen. Dies in jedoch praktisch mit großen Schwierigkeiten und einem ungeheuren Aufwand verbunden – man denke nur daran, wieviel Zeit man investieren müßte, die richtige Pflanzenspezies zu finden, das richtige Klima und die richtigen Bodenverhältnisse zu erkennen. Bach selbst suchte seine Pflanzen unter den unzähligen Spielarten der englischen Flora im ganzen Land und fand sie schließlich nur an ganz wenigen Stellen. Von diesen Konzentraten darf man erwarten, daß sie die von Bach beschriebene Wirkung zeigen.

Über die Wirkung selbst hergestellter Blütenkonzentrate liegen dagegen, wie sich leicht vorstellen läßt, keine zuverlässigen Aussagen vor.

Wie überlebt bei der Herstellung die Feinstofflichkeit im hochprozentigen Alkohol?

Die entscheidende Phase für die Aufnahme des energetischen Impulses der jeweiligen Blüte ist der Kontakt mit dem

Wasser. Das Quellwasser ist die Trägersubstanz, die die Schwingungsfrequenz der Blüte aufnimmt. Die feinstoffliche Energie der Blüte ist damit im Wasser gespeichert. Der Alkohol wird erst nach Abschluß dieses Vorganges zugesetzt. Er dient zur Konservierung des Wassers und beeinträchtigt die energetische Qualität des mit dem Blütenimpuls imprägnierten Wassers keineswegs.

Werden die Bach-Blüten durch Umweltschäden (z. B. Luftverschmutzung) in ihrer Wirkung beeinträchtigt? Sind die Sammelgebiete in England aus ökologischer Sicht überhaupt noch akzeptabel?

So akzeptabel oder nicht wie heutzutage alle unberührten Gebiete oder Naturschutzgebiete – wie dem auch sei, es liegen bisher keine negativen Erfahrungen vor. Man sollte hier bedenken, daß die Bach-Blütenkonzentrate ihre Wirkung der **energetischen Information** der jeweiligen Pflanzen verdanken. Das hat mehr mit der Pflanzenspezies und der energetischen Ausstrahlung des Standorts als mit dem materiellen Gehalt der Pflanze zu tun.
Die Gegend um das englische *Bach Centre,* in der die meisten Standorte liegen, ist weitgehend unberührt und naturbelassen geblieben, teilweise handelt es sich um Naturschutzgebiete.

In der Nähe des englischen Bach Centre befindet sich eine Atomforschungsstätte – beeinflußt dies die Qualität der Bach-Blütenkonzentrate?

Dies ist ein – aus welchen Motiven auch immer – gestreutes Zweckgerücht. Bei dem angeblichen Atomkraftwerk handelt es sich um ein Kohlekraftwerk, daß sich seit etwa 25 Jahren an diesem Ort befindet.

Wirken die Bach-Blütenkonzentrate auf allen Kontinenten und in allen Klimazonen gleich?

Es ist kein geographischer Ort bekannt, an dem die Bach-Blütenkonzentrate ihre Wirksamkeit verloren hätten. Die Erfahrung hat gezeigt, daß die Bach-Blüten in anderen Kontinenten, z. B. in Indien, Südamerika und Australien, mit dem gleichen Erfolg wie in Europa verwendet werden. Dies kann nicht verwundern, wenn man sich klarmacht, daß das zugrundeliegende Wirkungsprinzip – die Ebene der archetypischen menschlichen Seelenzustände – für alle Menschen Gültigkeit besitzt, gleich welcher Rasse oder Kultur sie angehören mögen.

3. Wie wirken die Bach-Blüten?

Wie hat Dr. Bach die Wirkung seiner Blütenessenzen erklärt?

Dr. Bach gelangte im Laufe seiner Arbeit mit kranken Menschen immer mehr zu der Überzeugung, daß Krankheit ihren Ursprung auf einer dem Körper übergeordneten Ebene, nämlich im Seelischen, im »Charakter« des Betroffenen hat. Folgerichtig suchte er nach einer natürlichen Heilmethode, die sich auf dieser Ebene der »charakterlichen Unzulänglichkeiten« auswirkt. Nach Jahren des intensiven Forschens entdeckte er schließlich das mit der menschlichen Seelenebene korrespondierende, besondere energetische Potential bestimmter Blütenpflanzen, und es gelang ihm, dieses für den Menschen zur Einnahme nutzbar zu machen.

Die Wirkung seiner Blütenkonzentrate hat Bach wie folgt beschrieben:
»Bestimmte wildwachsende Blumen, Büsche und Bäume höherer Ordnung haben durch ihre hohe Schwingung die Kraft, unsere menschliche Schwingung zu erhöhen und unsere Kanäle für die Botschaften unseres spirituellen Selbst zu öffnen und unsere Persönlichkeit mit den Tugenden, die wir nötig haben, zu überfluten und dadurch die Charaktermängel auszuwaschen, die unsere Leiden verursachen. (...) Sie heilen nicht dadurch, daß sie die Krankheit direkt angreifen, sondern dadurch, daß sie unseren Körper mit den schönen Schwingungen unseres Höheren Selbst durchfluten, in deren Gegenwart Krankheit hinwegschmilzt wie Schnee an der Sonne.«

Wie wirken die Bach-Blütenkonzentrate, und wie kann man sich ihre Wirkung erklären?

Die Wirkungsweise der Bach-Blüten unterscheidet sich grundlegend von dem Effekt herkömmlicher Medikamente. Die Blütenkonzentrate enthalten nicht die physische Substanz der Pflanze, sondern ihr energetisches Potential, ein charakteristisches Schwingungsmuster. Der Mensch besitzt nicht nur den grobstofflichen physischen Körper, sondern auch einen feinstofflichen Energiekörper, der auf die in den Blütenkonzentraten bewahrten energetischen Muster der Blüten reagiert. Auf energetischer Ebene korrespondieren die Blütenpotentiale mit bestimmten archetypischen seelischen Verhaltensmustern des Menschen. Die Einnahme der Blüte oder Blütenmischung bewirkt einen Impuls auf der feinstofflichen Ebene: die disharmonische Schwingung im menschlichen Energiekörper wird von der höheren Schwingung der Blütenessenz überlagert. Bei wiederholter regelmäßiger Einnahme wird so allmählich eine Harmonisierung eingeleitet; die negative seelische Haltung löst sich schließlich auf, und der Mensch hat wieder die Möglichkeit, positiv zu reagieren.

Im Zusammenhang mit den Bach-Blüten ist immer wieder von Schwingungen die Rede. Was soll man sich darunter vorstellen?

Wie aus der Biophysik bekannt, besteht alles im Universum letzten Endes aus Energie, aus Schwingung. Auch den Menschen kann man sich als Schwingungskörper oder Energiefeld vorstellen, der in seinen feineren Abstufungen über den physisch sichtbaren Körper hinausragt. Hellsichtige konnten schon immer weitere feinere Teile des menschlichen Energiefeldes als sogenannte Aura wahrnehmen. Durch Hochfrequenz-Fototechniken lassen sich heute diese Teile des menschlichen Energiefeldes sogar optisch darstellen. Vielfach wurde auch schon versucht, diese Schwingungen, soweit möglich, objektiv zu messen. Wie jeder aus dem Alltag weiß: eine gute Nachricht, ein unerwarteter, lieber Anruf erhöht die Schwingungsfrequenz, man fühlt sich »beschwingt«, ja »beflügelt«. Ein Streit mit negativem Ausgang dagegen »zieht uns runter«, kann uns noch für Tage »lähmen«.

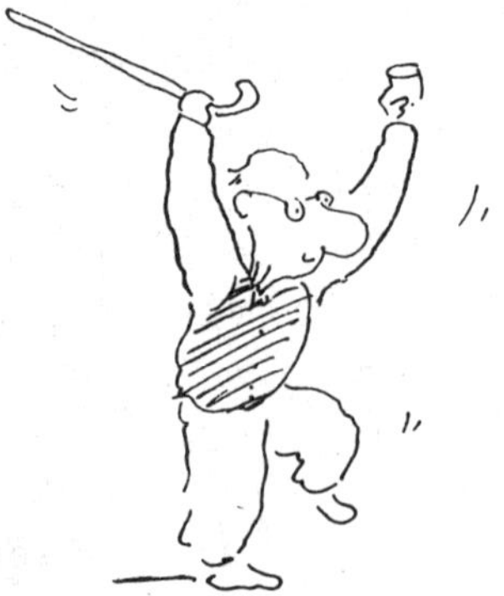

Zur Wirkung der Bach-Blütenkonzentrate

Die Wirkung spielt sich nicht im physischen Teil des Körpers ab, sondern in den ihn durchdringenden feineren Schwingungsschichten, dem sogenannten bioenergetischen Feld.
Auf dieser Ebene sind unter anderem – ähnlich wie in einem Computerprogramm – unsere seelischen Reaktionsmuster auf Gefühlsimpulse mit ihren positiven und negativen Aspekten gespeichert.
Bach erkannte, daß es 38 wesentliche Grundmuster des seelischen Verhaltens gibt.

Die 38 Bach-Blütenkonzentrate korrespondieren auf Energieebene mit den positiven Aspekten unserer 38 seelischen Reaktionsmuster, welche der Ebene unseres Höheren Selbst zugeordnet werden. Deshalb haben sie grundsätzlich eine höhere Schwingungsfrequenz als die negativen Aspekte der 38 seelischen Reaktionsmuster.

Durch Einnahme der Bach-Blütenkonzentrate überlagert die höhere Schwingungsfrequenz (der positiven Aspekte) die niedrigere Schwingungsfrequenz (der negativen Aspekte) und hebt diese stufenweise auf ihr höheres Niveau.

Damit wird die Verbindung zur Ebene des Höheren Selbst, auch innerer Arzt, verstärkt oder wiederhergestellt.
So vollzieht sich die »Reharmonisierung« des bioenergetischen Feldes.

Beispiel zu S. 221

Herr Meyer reagiert auf den Anblick eines großen schwarzen Hundes mit einem negativen seelischen Reaktionsmuster, dem Gefühl der Angst.
Die Einnahme der positiv korrespondierenden Bach-Blüte Mimulus führt durch Schwingungsfrequenzüberlagerung stufenweise zu einer Schwingungsfrequenzerhöhung.
Herr Meyer erkennt und erlebt, daß er in der gleichen Situation statt mit Angst auch mit Mut reagieren könnte und kann sich in Zukunft für diese positive Reaktion entscheiden.

Läßt sich die Wirkung der Bach-Blüten nicht ganz einfach mit dem Placebo-Effekt erklären?

Es wird gelegentlich versucht, die für viele erstaunliche seelische Wirkung der Bach-Blütenkonzentrate auf diese Weise zu bagatellisieren. Die positiven Wirkungen gerade bei Säuglingen und Kleinkindern, Tieren und Pflanzen beweisen allerdings das Gegenteil, denn diese entwickeln ja keine bewußte Einstellung, Vorliebe oder Erwartung bei der Einnahme.
Natürlich wirkt sich eine positive Einstellung gegenüber der Bach-Blütentherapie förderlich auf deren Verlauf aus, ist aber nicht zwingend notwendig. Andererseits wird eine noch so optimistische Haltung auf die Dauer nicht das geringste bewirken können, wenn die akuten Seelenzustände nicht richtig erkannt und die Blüten falsch gewählt werden.

Ich bin selbst durch eigene positive Erfahrungen hundertprozentig von der Wirkung der Bach-Blüten überzeugt. Leider gibt es immer wieder Skeptiker, die mir die Blüten madig machen wollen. Ich weiß instinktiv, daß diese Leute unrecht haben, aber was soll ich ihnen entgegnen?

Der Haltung, die Sie beschreiben, liegt häufig eine unbewußte Abwehr zugrunde. Dinge, die einen innerlich berühren, sich aber vom Verstand her nicht einordnen lassen, lösen oft eine starke innere Irritation aus, die man dann mit heftiger Ablehnung zu bekämpfen sucht. Es wäre unangebracht, dem Betreffenden zu einem solchen Zeitpunkt mit massivem Überzeugungsdrang zu begegnen, da dies seine Abwehr wahrscheinlich noch verstärken wird. Für jeden Menschen gibt es gemäß seiner persönlichen seelischen Entwicklung einen richtigen Zeitpunkt für bestimmte Erkenntnisse und Entwicklungsschritte. Entgegnen Sie den Skeptikern also in aller Ruhe, daß sie sich zunächst einmal etwas eingehender mit der Bach-Blütentherapie beschäftigen sollten, bevor sie darüber urteilen. Ihrer eigenen heftigen seelischen Reaktion auf diese »Angriffe« sollten Sie vielleicht auch mit den geeigneten Bach-Blüten begegnen. *Vervain* hilft, wenn Sie sich so sehr für die Blüten einsetzen, daß Sie unbedingt alle Menschen davon überzeugen wollen. Wenn Sie sich durch das Urteil anderer schnell verunsichern lassen, ist *Cerato* angezeigt. Oder zweifeln Sie innerlich selbst noch an der Wirkung der Bach-Blüten? In diesem Fall wäre die Einnahme von *Gentian* sinnvoll. Diese beschriebenen Gefühlsreaktionen zu Beginn einer neuen Therapie sind völlig normal; sie verlieren sich von selbst, wenn man durch die eigene praktische Erfahrung mehr innere Gewißheit und Stabilität gewonnen hat.

Meine Schwester wendet sich immer mehr der Esoterik zu, was ich mit wachsender Sorge beobachte. Im Moment schwärmt sie besonders von den Bach-Blüten und behauptet, daß diese Tropfen den Geist der Pflanzen in sich haben, was für mich nach Spinnerei klingt. Muß ich nun befürchten, daß meine Schwester völlig abhebt?

Es gibt Bücher, die über die Bach-Blütentherapie und ihren Begründer, den englischen Arzt Dr. Edward Bach, sachlich informieren. Obwohl die Bach-Blütentherapie zur Zeit sehr populär ist, was bekanntlich immer auch mit entsprechenden Fehldarstellungen oder Verzerrungen einhergeht, handelt es sich hier keinesfalls um eine Art esoterischer Mode-Droge, wie Sie zu befürchten scheinen. Wer die Bach-Blütentherapie ernsthaft betreibt, setzt sich konstruktiv mit der eigenen Gefühlsstruktur auseinander und fördert so die Persönlichkeitsentwicklung. Wenn man seelische Probleme, die seit längerem bestehen, mit den Bach-Blüten bearbeiten möchte, sollte man allerdings die Beratung eines erfahrenen Arztes oder Therapeuten in Anspruch nehmen.
Vielleicht informieren Sie sich zunächst einmal selbst eingehender über die Bach-Blütentherapie und suchen dann erneut das Gespräch mit Ihrer Schwester.

Wirken die Bach-Blüten auch bei Menschen, die dieser Therapie kritisch bis ablehnend gegenüberstehen? Kann z. B. auch ein materialistisch denkender Mensch auf die Wirkung der Blüten ansprechen?

Die Bach-Blüten entfalten ihre subtile Wirkung auf der Ebene der negativen menschlichen Gemütshaltung. Sofern die Blüten richtig ausgesucht und regelmäßig eingenommen werden, zeigen sie auch dann Wirkung, wenn der Betreffende den Blüten innerlich kritisch gegenübersteht oder nicht recht daran glaubt. Hier muß man allerdings noch differenzieren: eine grundsätzlich negative Haltung oder heftige unbewußte Abwehr kann unter Umständen als Blockade wirken. Eine eher unengagierte bis neutrale Haltung ohne große Erwartungen an die Therapie behindert die Wirkung der Bach-Blüten dagegen nicht, sondern schafft eine gute Voraussetzung für die Wirkung. Ein materiell orientierter Mensch wird dann auf die Bach-Blütentherapie ansprechen, wenn er sich in einer seelischen Krisensituation befindet und wirkliche seelische Hilfe braucht. Nur in solchen Fällen wird der Betreffende auch – wenn überhaupt – zu einer Einnahme bereit sein. Man sollte also von generellen »Bekehrungsversuchen« Abstand nehmen. Dr. Bach hat die Blütenkonzentrate ja in erster Linie als Hilfestellung für seelische Notlagen gedacht; wenn es einem Menschen seelisch wirklich schlecht geht, läßt er oft innere Vorbehalte fallen und ergreift die angebotene Hilfe.

Wenn ich die Blüten der von Bach verwendeten Pflanzen selbst sammele und mir beispielsweise einen Tee daraus zubereite oder die Blütenblätter esse, müßte die Wirkung dann eigentlich nicht noch stärker sein?

Nein, diese scheinbar logische Folgerung ist unzutreffend, weil zu materiell gedacht. Entscheidend für die Wirkung sind nicht die physischen Bestandteile der Pflanzen, wie beispielsweise in der Anwendung als Heilkraut, sondern das feinstoffliche Potential, ihre geistige »Essenz«. Um diese besondere Energie bewahren und als Heilmittel einsetzen zu können, entwickelte Dr. Bach spezielle, homöopathische Potenzierungsverfahren. Die auf diese Weise gewonnenen Original Bach-Blütenkonzentrate entfalten ihre wohltuende Wirkung im Energiekörper des Menschen. Nimmt man materielle Bestandteile der betreffenden Pflanze zu sich, würde sich die mögliche Wirkung ausschließlich auf den physischen Körper erstrecken. Der gezielte harmonisierende Effekt auf der seelischen Ebene bliebe dann allerdings aus.

Kann man nicht auch aus anderen Pflanzen wirksame Konzentrate zubereiten? Dr. Bach hat seine Herstellungsmethoden doch genau beschrieben. Auf mich wirkt beispielsweise die Ausstrahlung von wilder Schafgarbe ungeheuer positiv.

Rein technisch gesehen ist es selbstverständlich möglich, mit den Bachschen Verfahren Konzentrate aus anderen Blütenpflanzen herzustellen, und es wird heutzutage auch viel versucht. Zur Zeit werden weltweit einige tausend Blütenkonzentrate angeboten. Allerdings läßt sich nichts wirklich Genaues über die mögliche Wirkung solcher Mittel sagen. Sicher haben viele Menschen Vorlieben für bestimmte Pflanzen, und wer eine verfeinerte intuitive Wahrnehmungsfähigkeit besitzt, vermag auch spezifische Ausstrahlungen einer Pflanze zu spüren. Es ist jedoch für den Laien nicht ratsam, mit eigenen, auf persönlicher Neigung beruhenden Blütenpräparaten an anderen Menschen zu experimentieren.

Dr. Bach wählte aus tausenden von wildwachsenden Pflanzenarten nur die sogenannten »Pflanzen höherer Ordnung«, die über ein besonders hohes Energiepotential verfügen, das die Persönlichkeit mit »den schönen Schwingungen unseres Höheren Selbst verbindet«. Diese Pflanzen entdeckte er nach vieljähriger, mühevoller wissenschaftlicher Forschungsarbeit mit Hilfe seiner hervorragenden sensitiven Begabung. Auch die aus anderen Pflanzen hergestellten Blütenessenzen zeigen Wirkungen, jedoch nicht im Sinne der Bach-Blütentherapie, welche die Rückverbindung zum Höheren Selbst als Ziel hat.

Wie unterscheiden sich die Bach-Blüten von den vielen neuen Blütenessenzen, die es in letzter Zeit immer mehr gibt?

Dr. Bach hat mit der Blütentherapie und den Original Bach-Blütenkonzentraten ein in sich abgeschlossenes System geschaffen, das sich seit 60 Jahren überall auf der Welt bewährt hat. Und immer wenn eine Idee einen gewissen Erfolgspunkt erreicht, kommt es in der Folge zum Auftauchen von Epigonen oder Nachfolgern, die meinen, das Originalwerk ergänzen, erweitern oder modifizieren zu müssen. Dieses im Prinzip positive Bestreben führt in der Regel allerdings nicht zur Verbesserung, sondern zu Verwässerung der Original-Therapie, weil wichtige Grundprinzipien nicht mehr beachtet oder einfach ignoriert werden.

So wie nach dem Tode Hahnemanns in der Homöopathie zeitweise fast alles potenziert wurde – vom Grippevirus bis zum Hausstaub –, so besteht heute die Tendenz, alles, was blüht, nach der Methode Bachs als »Blütenessenz« aufzubereiten. Wenn man die heute weltweit angebotenen neugeschaffenen Blütenessenzen zusammenzählt – es gibt mittlerweile u. a. Alaska-Essenzen, Australische Essenzen, Deutsche, Hawaiische, Kalifornische, Neuseeländische, Schweizerische und Orchideen-Essenzen –, kommt man insgesamt auf einige tausend Konzentrate.

Davon ist die Mehrzahl aus Pflanzen hergestellt, die nicht die von Bach vorgeschriebenen Kriterien erfüllen. Häufig sind es im Gegenteil Nahrungspflanzen, Giftpflanzen oder körperlich wirkende Heilpflanzen, die Bach wegen ihrer niedrigen Schwingungsqualität ausdrücklich ausschloß. Ein kleinerer Teil der neuen Blütenessenzen verwendet

zwar scheinbar die gleichen Pflanzenspezies wie Bach, aber nicht wildwachsend oder von Standorten mit anderem Klima oder anderen energetischen Bodenverhältnissen.
In beiden Fällen ist es sehr fraglich, ob diese Essenzen überhaupt die notwendig hohe Schwingungsfrequenz besitzen, um das Ziel der Bach-Blütentherapie – die Rückverbindung zum Höheren Selbst – zu erreichen.
Damit soll nicht gesagt werden, daß solche Blütenessenzen – viele sind noch im Erprobungsstadium – keine Wirkung auf anderen, persönlichkeitsnäheren Ebenen des Menschen zeigen. Sie lassen sich aber, wegen der unterschiedlichen Ausgangskriterien, grundsätzlich nicht mit den Original Bach-Blütenessenzen vergleichen, und man sollte auch nicht die gleichen Wirkungen von ihnen erwarten.

Können die Bach-Blüten einem Menschen zu einer solchen seelischen Stärke verhelfen, daß er unbeeinflußbar wird?

Die Vorstellung, unbeeinflußbar werden zu können, ist einem uralten Menschentraum verwandt: dem Wunsch nach Unverwundbarkeit und Unsterblichkeit. Viele Mythen und Sagen erzählen davon; doch selbst der Held, der der Sage nach in Drachenblut badet, um unverwundbar zu werden, behält eine Stelle, an der er verletzbar ist. So wird in der Bildersprache deutlich, was unser Menschsein ausmacht: das immerwährende Streben im Auf und Ab des Lebens.
In diesem Sinne kann auch die Arbeit mit den Bach-Blüten verstanden werden; als Arbeit an sich selbst, als hilfreiches Mittel zur Persönlichkeitsentfaltung und seelischen Weiterentwicklung.
Die Blüten können durch ihre harmonisierende Wirkung dem einzelnen zu größerem Wachstum und dadurch mehr psychischer Stabilität verhelfen, »unbeeinflußbar« machen

sie dagegen nicht. Gelänge es einem Menschen, dieses Ziel zu verwirklichen, bliebe für ihn nichts zu lernen übrig, und damit würde er die Sphäre des menschlichen Seins verlassen.

Anhang

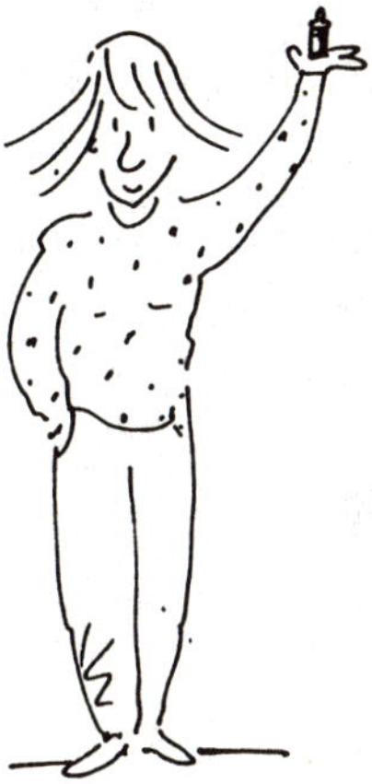

The Dr. Edward Bach Centre
Mount Vernon, Sotwell,
Wallingford, Oxon. OX10 0PZ,
England

Die Büros des Dr. Edward Bach Centre in den deutschsprachigen Ländern:

Dr. Edward Bach Centre
German Office
Himmelstraße 9
22299 Hamburg
Tel.: 040 / 480 67 80
Fax: 040 / 47 80 48

Dr. Edward Bach Centre
Swiss Office
Mainaustraße 15
CH - 8034 Zürich 8
Tel.: 01 / 3 82 33 11
Fax: 01 / 3 82 33 19

Dr. Edward Bach Centre
Austrian Office
Institut für Bach-Blütentherapie –
Forschung und Lehre
Seidengasse 32/1/59
A - 1070 Wien
Tel.: 0222 / 5 26 56 51
Fax: 0222 / 5 26 56 52

- Sie beraten in allen praktischen und theoretischen Fragen der Original Bach-Blütenkonzentrate und der Bach-Blütentherapie. Hier können auch Bücher, Fragebögen und Kassetten bezogen werden.
- Sie pflegen und fördern – alleinautorisiert – die sachgerechte Verbreitung des Werkes von Dr. Edward Bach.
- Sie veranstalten Informationsvorträge und ein offizielles Aus- und Fortbildungsprogramm, die »Original Dr. Bach-Blütenseminare«.

Original
Dr. Bach Blüten-Seminare
Mechthild Scheffer

Aktuelle Bestimmungen in den deutschsprachigen Ländern

Deutschland

Nach den Bestimmungen des deutschen Arzneimittelgesetzes werden die Original Bach-Blütenkonzentrate *(Bach Flower Stock Concentrates)* als Arzneimittel eingestuft und importiert. (Eine andere Definition z. B. als Lebensmittel oder Kosmetika ist nicht möglich.) Das hat zur Folge, daß sie zur Zeit nur in Apotheken – und bis zur Registrierung beim Bundesgesundheitsamt – nur gegen Vorlage eines privaten Arztrezeptes erhältlich sind. Letzteres hat also importtechnische Gründe und nichts mit dem Inhalt der Blütenkonzentrate selbst zu tun.
Als Arzneimittel unterliegen auch die Bach-Blütenkonzentrate dem Heilpraktikergesetz, d. h. fremde Personen gewerbsmäßig mit den Bach-Blüten zu behandeln, ist Arzt- und Naturheilpraxen vorbehalten.
Sogenannte medizinische Laien können die Bach-Blütentherapie zur Selbstmedikation und im Familien- und Verwandtenkreis anwenden.

Schweiz

In der Schweiz sind die Bach-Blüten nicht als Heilmittel eingestuft und in Drogerien und Apotheken frei erhältlich. Ärzte und eine breite Gruppe von Therapeuten, z. B. Physiotherapeuten, Ergotherapeuten etc. verordnen ihren Patienten Bach-Blüten.

Österreich

In Österreich sind die Bach-Blüten in jeder Apotheke frei erhältlich. Die Bach-Blütentherapie wird gerade auch in Österreich von immer mehr Ärzten aufgegriffen.

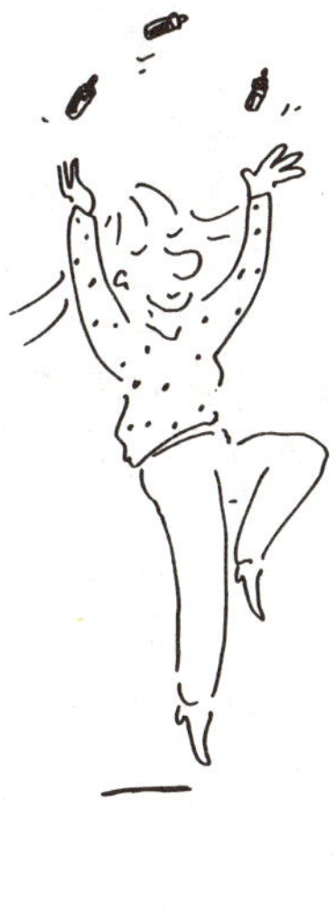

Literaturhinweise

Das Standardwerk zur Bach-Blütentherapie:

Mechthild Scheffer, *Bach-Blütentherapie.* Theorie und Praxis, München: Hugendubel, 1981.

Das Standardwerk über die Bach-Blütentherapie mit der ausführlichsten Interpretation der 38 Bach-Blüten aus geistiger, psychologischer und volksmedizinisch-praktischer Sicht. Das Handbuch für alle, die mit den Bach-Blüten arbeiten, wurde bereits in mehrere Sprachen übersetzt. Die Autorin ist offizielle Repräsentantin und Lehrbeauftragte des *Dr. Edward Bach Centre*, England, für alle deutschsprachigen Länder.

Schriften von Edward Bach:

Edward Bach, *Blumen, die durch die Seele heilen:* Die wahre Ursache von Krankheit – Diagnose und Therapie, München: Hugendubel, 1980.

Der Grundlagentext für Leser, die sich näher mit der Bach-Blütentherapie und ihrem Entdecker befassen möchten. Das Buch enthält die beiden von Bach hinterlassenen Originalschriften »Heal Thyself« und »The Twelve Healers and other Remedies« in deutscher Übersetzung sowie die klassischen farbigen Originalzeichnungen der Blüten. Hier kann man Edward Bachs eigene Beschreibung aller 38 Blüten nachlesen.

Edward Bach, *Die nachgelassenen Originalschriften,* Hrsg. Judy Howard und John Ramsell, Kuratoren des Dr. Edward Bach Centre, England, München: Hugendubel, 1991.

Diese Sammlung von Originalschriften aus den Archiven des englischen *Bach Centre* vermitteln ein lebendiges Bild von der Persönlichkeit Edward Bachs. Die Auswahl umfaßt z. T. in Faksimile wiedergegebene Artikel, Briefe, Fallstudien, philosophische Notizen und Vorträge. Eine Fülle von Informationen für Anwender der Bach-Blütentherapie, die sich für die Persönlichkeit ihres Entdeckers interessieren.

Über Edward Bach und seine Blütenkonzentrate:

Nora Weeks, *Edward Bach:* Entdecker der Bach-Blütentherapie, Sein Leben – seine Erkenntnisse, München: Hugendubel, 1988.

Die Biographie über Edward Bach, geschrieben von Edward Bach engster Mitarbeiterin, die nach seinem Tod gemeinsam mit Victor Bullen die Pflege seines Werks übernahm. Das Buch schildert den persönlichen und medizinischen Werdegang Edward Bachs und zeigt, wie er zu seiner Idee der »Heilung durch die Seele« kam. Die Entdeckung der 38 Blütenpflanzen wird ausführlich beschrieben.

Nora Weeks und Victor Bullen, *38 Bach Original Blütenkonzentrate:* Die speziellen Potenzierungsmethoden, Nekkarsulm: Jungjohann, 1991.

In diesem Buch beschreiben die Autoren, enge Mitarbeiter und Vertraute Edward Bachs und spätere Kuratoren des *Bach Centre,* die Herstellungsmethode der Bach-Blütenkonzentrate. Nach den von Edward Bach entdeckten speziellen Potenzierungsverfahren – Sonnenmethode und Kochmethode – werden bis heute die Original Bach-Blütenkonzentrate hergestellt. Mit Farbfotos aller 38 Bach-Blüten.

Weiterführende Literatur zu den Bach-Blüten:

Mechthild Scheffer, *Erfahrungen mit der Bach-Blütentherapie:* mit Fragebogen zur Selbstbestimmung der richtigen Bach-Blütenessenzen-Kombination, München: Hugendubel, 1984.

In Ergänzung zu dem Standardwerk *Bach-Blütentherapie* enthält dieses Buch die gesammelten Erfahrungen von Freunden der Bach-Blütentherapie – Ärzten, Heilpraktikern und interessierten Laien. Besonders geeignet für alle Anwender der Bach-Blüten, die an den praktischen Erfahrungen anderer interessiert sind. Mit Farbfotos, die die bioenergetische Strahlung verschiedener Bach-Blütenessenzen sichtbar machen, und einem ausführlichen Fragebogen zur Selbstdiagnose.

Mechthild Scheffer, *Original Bach-Blütentherapie:* Lehrbuch für die Arzt- und Naturheilpraxis, Neckarsulm: Jungjohann, 1990.

Das erste offizielle Lehrbuch der Original Bach-Blütentherapie für Ärzte und Naturheilkundler. In kurzer, übersichtlicher Form werden dem Behandler alle wesentlichen Fakten der Bach-Blütentherapie vermittelt. Mit einer Tabelle zur Differentialdiagnose und über 100 Fallstudien. Es wird gezeigt, in welcher Weise sich diese Therapie auch in die Kassenpraxis integrieren läßt.

Mechthild Scheffer, *Selbsthilfe durch Bach-Blütentherapie:* Blumen, die durch die Seele heilen, München: Heyne.

Besonders geeignet für Anfänger enthält dieses Buch das Wesentliche aus den drei grundlegenden Werken *Blumen, die durch die Seele heilen, Bach-Blütentherapie* und *Erfahrungen mit der Bach-Blütentherapie* als Taschenbuch zusammengefaßt. Mit einem Kompaktfragebogen, der die Selbstbestimmung der aktuellen Bach-Blüten-Kombination ermöglicht.

Mechthild Scheffer und Wolf-Dieter Storl, *Die Seelenpflanzen des Edward Bach:* Neue Einsichten in die Bach-Blütentherapie, München: Hugendubel, 1991.

Ein Buch für Leser, die einen tieferen Zugang zur Pflanzenwelt Edward Bachs suchen. Es bietet Einblick in die Hintergründe und Bedeutungszusammenhänge der Bach-Blütentherapie und enthält eine Fülle von Informationen aus pflanzenheilkundlicher, volksmedizinischer, anthroposophischer und ethnobotanischer Sicht. Neben ganzseitigen Farbfotos aller Blüten werden hier erstmals mit mediativer Kamera aufgenommene Meta-Fotos veröffentlicht, die eine völlig neue Wahrnehmungsebene der Pflanzenwelt zeigen.

Register

C

D

E

F

G

H

I

J

K

L

M

N

O

P

Z

GOLDMANN

Gerald G. Jampolsky

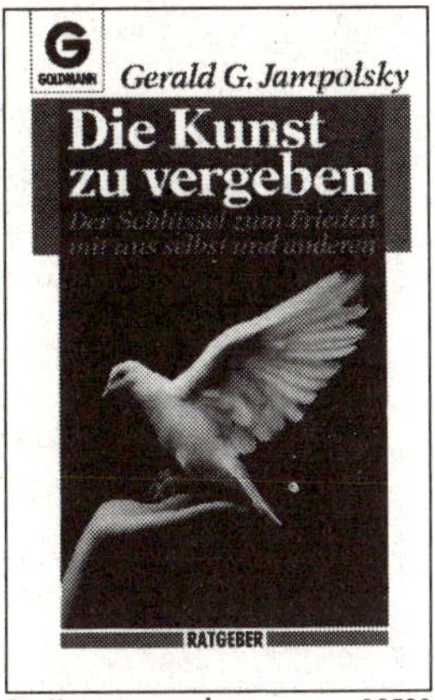

Die Kunst zu vergeben 13590

Die Macht der Liebe befreit nachhaltig von allen Ängsten! Der amerikanische Autor bietet Rat für schwierige Lebensphasen.

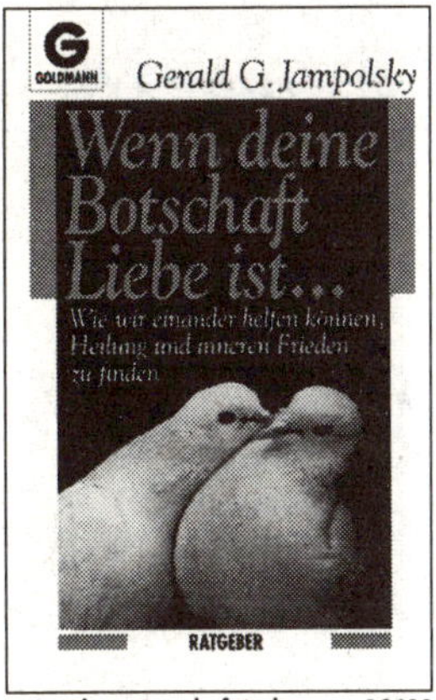

Wenn deine Botschaft Liebe ist 13611

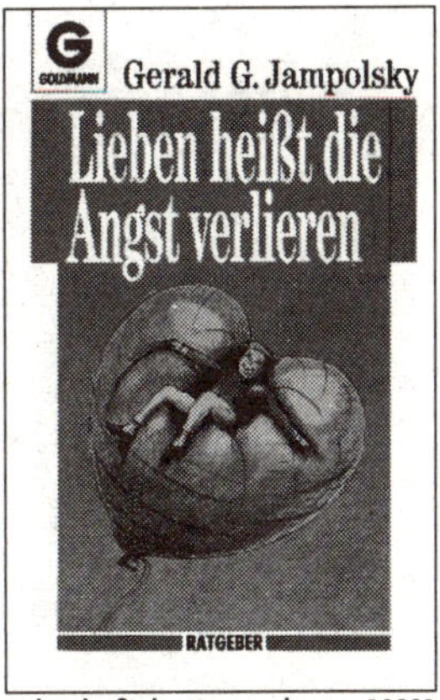

Lieben heißt die Angst verlieren 10381

Goldmann · Der Taschenbuch-Verlag